COURS COMPLET

DE LARYNGOSCOPIE

COURS COMPLET

DE LARYNGOSCOPIE

SUIVI

DES APPLICATIONS DU LARYNGOSCOPE

A L'ÉTUDE DES PHÉNOMÈNES DE LA PHONATION
ET DE LA DÉGLUTITION

(Avec gravures explicatives)

PAR LE Dr **MOURA-BOUROUILLOU.**

PARIS.

ADRIEN DELAHAYE, LIBRAIRE-ÉDITEUR
3, PLACE DE L'ÉCOLE DE MÉDECINE, 3.

1861

INTRODUCTION.

Messieurs,

Le cours que nous inaugurons aujourd'hui devait être le complément d'un autre cours bien plus important que nous nous étions proposé de faire sur les maladies des organes qui composent l'appareil de la voix.

En ouvrant ce cours nous cédons à des conseils amis et nous répondons en même temps à ceux qui traitent la médecine de science arriérée, de science qui ne progresse pas. Il n'y a que des personnes étrangères à l'art de guérir qui puissent tenir un tel langage. Nous ne pouvons pas croire qu'un médecin véritablement digne de ce nom parle aussi légèrement d'un art que les anciens avaient le plus en honneur. Sans doute, la médecine progresse avec lenteur; mais il ne peut en être autrement. La science médicale n'est-elle pas la synthèse de toutes les sciences naturelles et philosophiques ? Ne s'appuie-t-elle pas sur chacune d'elles pour arriver à la connaissance complète des phénomènes dont le corps de l'homme, cet univers en miniature, est le théâtre ? Peut elle marcher au devant des sciences qui la précèdent et qui doivent lui servir de phare ? Voilà pourtant ce que la médecine ancienne était obligée de faire, et c'est pourquoi elle n'était qu'un amas de vérités, d'erreurs et de formules d'autant plus disparates que les éléments qui leur servaient de base étaient plus nombreux.

Mais à notre époque dire que la science médicale ne

progresse pas, c'est faire preuve d'ignorance. Depuis que les sciences d'observation ont chacune pris leur essor, elles ont apporté successivement à notre art les éléments féconds de sa régénération.

Où la médecine, par exemple, aurait-elle cherché son stéthoscope si la physique ne lui avait appris les lois de l'acoustique ? Où aurait-elle trouvé son sulfate de quinine, où aurait-elle rencontré ce maître de la douleur, maître d'autant plus dangereux qu'il est plus puissant, le chloroforme, si la chimie ne lui était venue en aide et n'avait progressé elle-même ? Ne sont-ce pas là des progrès de la médecine ?

Vous le voyez, messieurs, les progrès de notre art sont subordonnés à ceux des sciences naturelles et philosophiques. Notre cours de laryngoscopie en est une preuve éclatante.

COURS COMPLET

DE LARYNGOSCOPIE

CHAPITRE I.

HISTORIQUE.

Le laryngoscope, Messieurs, est né en Angleterre. Il y a plus de vingt ans, qu'un médecin anglais, frappé du peu de moyens que possédait la médecine pour l'exploration directe de l'appareil vocal, s'était livré à des recherches spéciales pour l'étude de quelques maladies des organes qui composent cet appareil. Le miroir que les dentistes portent en arrière des arcades dentaires, dans le but d'examiner la face postérieure des dents et des gencives, lui avait suggéré l'idée de porter un miroir semblable dans le fond de la gorge et de se rendre compte de l'état pathologique des parties par leur image.

De ce moment le laryngoscope fut créé. Ses applications furent toutefois bien minimes. Le docteur anglais, Liston, se trouva en présence de difficultés graves. Il ne les pouvait surmonter que par des essais nombreux, par des tâtonnements incessants. Tout était à faire à cet égard. Il ne faut donc pas s'étonner si son procédé d'exploration est resté dans l'oubli. Ses résultats, obtenus au prix de nombreux efforts et de beaucoup de patience, n'étaient en somme que des ébauches, et la science médicale ne pouvait les accepter dans cet état (1).

---

(1) Ce n'est pas qu'avant Liston on n'ait eu l'idée d'examiner le larynx avec un miroir. Mais personne, que nous sachions, pas plus

Quinze ans plus tard M. Garcia faisait connaître ses observations sur la voix de l'homme ; le laryngoscope lui avait été très utile. Il était allé beaucoup plus loin que son prédécesseur, et cependant ses résultats brillants, dit M. Czer-

---

Bennati que Gerdy, n'avait fait l'application du miroir laryngoscopique. Dans sa *Chirurgie pratique*, Liston a écrit : «*Ulcération de la glotte.* L'existence de ce gonflement peut souvent être constatée par un examen attentif fait avec les doigts ; et la *vue des parties* peut s'obtenir quelquefois à l'aide d'un *speculum, tel que le miroir des dentistes, fixé au bout d'une longue tige, préalablement chauffée dans l'eau chaude, introduit la face réfléchissante tournée en bas et très profondément dans le fond de la gorge.* » Ce passage ne laisse aucune incertitude à cet égard. Liston est le premier qui ait indiqué comment on éclairait le larynx pour constater son état pathologique. Nous sommes persuadé qu'il l'avait étudié dans quelques-unes de ses fonctions. Mais il n'a rien publié sur ce sujet.

Il faut arriver à M. Garcia pour trouver une étude laryngoscopique assez étendue sur les fonctions des organes de l'appareil vocal. Dans un mémoire lu dans une séance de la Société royale de Londres en 1855, M. Garcia écrit, « *la Méthode* dont je me suis servi n'a, *si je ne me trompe*, été tentée par personne. « Ainsi, M. Garcia n'avait pas connaissance de ce qu'avait fait Liston avant lui.

Dans une note adressée à M. Paulin Richard, que nous regrettons de ne pas connaître, M. Garcia écrit de nouveau (janvier 1861) : « *la Méthode* que j'ai suivie consiste à placer au sommet du pharynx un petit miroir fixé à une longue tige convenablement recourbée. Le miroir est éclairé au moyen d'un second destiné à recevoir les rayons du soleil. L'image se réfléchit d'abord sur le petit miroir, d'où elle est renvoyée au miroir extérieur. »

M. Garcia, de même que M. Czermak ou son traducteur, nous semblent ne pas bien comprendre toute la signification du mot *Méthode*. Une méthode est une description détaillée, complète de *tout ce qui concerne* l'objet auquel elle s'applique. Le mode, ou procédé, est aussi loin de la méthode que le système l'est lui-même en histoire naturelle. Notre cours public de laryngoscopie, ouvert le 22 décembre 1860, prouvera jusqu'à quel point nous avons cherché à établir la méthode laryngoscopique. Sous ce rapport, M. Czermak a fait beaucoup plus que M. Garcia.

mak, n'excitèrent que défiance et doute (1), tant il est vrai que les faits ont besoin d'être vérifiés et corroborés par une observation attentive, multiple et désintéressée, avant d'acquérir leur caractère scientifique. M. Garcia, ne trouvant pas dans nos lumières artificielles un éclairage suffisant pour la laryngoscopie, avait eu recours à celle du soleil. Il est difficile, en effet, de concevoir une lumière aussi brillante, si ce n'est celle de l'électricité.

Or, la lumière solaire, tout en répandant ses rayons bienfaisants sur notre globe terrestre, ne nous éclaire que durant quelques heures les jours de beau temps. Elle n'arrive d'un autre côté jusqu'à nous, qu'en traversant un milieu très-mobile, très-inconstant, l'atmosphère. Enfin, les conditions sociales qui nous entourent, nous obligent à vivre dans des espaces plus ou moins étroits, plus ou moins bien exposés; tout cela constituait et constitue des entraves très sérieux dans l'emploi de la lumière solaire. M. Garcia n'en était pas moins arrivé à constater : « que la glotte reste largement ouverte pendant la respiration; que les cartilages aryténoïdes exécutent des mouvements très rapides pendant la phonation; que les cordes vocales supérieures n'ont aucune participation à la formation de la voix ; que dans l'émission de la voix de poitrine, l'épiglotte prend une position différente et s'éloigne des cartilages aryténoïdes (2).

Les observations de M. Garcia étaient suffisantes pour stimuler le zèle de quelques esprits plus patients qu'on ne l'est en France. Elles trouvèrent peu d'écho parmi nous. En Allemagne, elles ne furent pas entièrement oubliées. En 1857, M. le docteur Turck, médecin en chef de l'hôpital général de Vienne, se livrait à des études laryngoscopiques au point de vue du diagnostic. Témoin de ces recherches, M. Czermack s'éprit de ces études, et ce fut lui qui, prenant les observations laryngoscopiques au sérieux, leur donna l'impul-

(1) *Du Laryngoscope*, par le docteur Czermak, professeur de physiologie à l'Université de Pesth.

(2) *Idem.*

sion nécessaire pour les retirer de l'oubli. L'emploi de la lumière artificielle pour l'éclairage du laryngoscope lui permit de faire ces études à tous les instants du jour; les modifications qu'il fit subir à ses instruments d'éclairage, les observations et démonstrations qu'il fit sur lui-même avec l'un d'eux, ses communications à l'Académie impériale des Sciences de Vienne enfin, firent bientôt connaître à ses confrères d'Allemagne, le côté réellement utile de ce mode d'exploration. Quelques prosélytes, parmi lesquels nous citerons M. le docteur Semeleder, se mirent à l'œuvre de leur côté, et vinrent apporter quelques perfectionnements suggérés par leurs études personnelles.

Tout ce mouvement scientifique se passait à l'insu de la France, et par conséquent à l'insu du monde médical. M. Czermak, en homme intelligent, le comprit bien vite. Sans attendre plus longtemps il vint à Paris au commencement du printemps de cette année. Il mit ses instruments à l'épreuve, dans les hôpitaux d'abord, en présence des professeurs et des élèves, tantôt sur lui-même, tantôt sur des malades, tantôt enfin sur des personnes de bonne volonté. Il se transporta ensuite au sein de l'Académie, et là il renouvela ses expériences précédentes.

Ces épreuves furent, dès le début, accueillies avec plus d'étonnement que de défiance, et surtout avec beaucoup de réserve. Interrogé nous-même à cette époque sur la valeur du laryngoscope, nous l'avions considéré comme destiné à rester entre les mains de quelques observateurs privilégiés et comme peu susceptible d'une application générale.

Cette opinion, qui est encore celle de beaucoup de nos confrères, même parmi ceux qui ont été témoins de cette application, se fonde sur des raisons très sérieuses. En effet, le public médical auquel s'adressait M. Czermak, n'était, en premier lieu, nullement préparé à une si brusque apparition de ses instruments. Initiés aux quelques essais tentés soit en France, soit à l'étranger, ne supposant pas que ces essais renouvelés eussent plus de succès que les premiers, les médecins les regardaient avec indifférence, convaincus de leur inutilité. Qui ne connaît d'ailleurs l'extrême susceptibilité des divers organes qui forment les voies pharyngo-laryngiennes ? Qui ne sait combien ces organes se révoltent dès que le plus léger attouchement vient mettre en jeu leur sensibilité ? Est-il besoin d'insister sur des faits aussi vulgaires ?

Il était difficile de prévoir que la luette, l'isthme du gosier, les amygdales, le voile du palais, la base de la langue, le pharynx enfin arriveraient à supporter, pendant un temps suffisant, le contact d'un corps étranger, fût-il le plus moelleux possible.

En troisième lieu, le maniement d'un instrument nouveau et sans précédent, exige une certaine adresse et surtout un exercice assez long. Il était ainsi nécessaire de démontrer que cette adresse était inhérente à chacun, et que l'habitude de se servir avec succès de l'instrument était une affaire de temps, et en particulier de patience.

Il n'y avait donc pas de parti pris contre l'emploi du laryngoscope. Il pouvait y avoir de la prévention dans la réserve avec laquelle on assistait à ses épreuves; mais cette prévention était fondée. Il faut qu'on sache bien que les hommes qui s'occupent de science n'émettent, en général, leurs appréciations que d'après des raisonnements légitimes. Le monde oublie cela trop souvent.

Nous occupant depuis quelque temps déjà des affections propres à la région pharyngo-laryngienne, nous devions plus que tout autre et malgré notre peu de sympathie, nous livrer à une étude approfondie du laryngoscope et nous mettre en mesure de nous prononcer avec connaissance de cause sur son utilité et son emploi. Ainsi, nous avons commencé cette étude sur nous-même, puis sur nos malades et nous avons pu acquérir insensiblement toute l'adresse nécessaire. M. Czermak s'est fait un véritable plaisir de nous montrer son habileté et sa grande habitude dans le maniement du laryngoscope, tant sur lui-même que sur nos malades. Nous sommes heureux de pouvoir lui en témoigner ici notre reconnaissance.

Cette laborieuse étude nous permet aujourd'hui de rectifier notre jugement *à priori* sur l'emploi et l'utilité du laryngoscope. Cet emploi peut être généralisé parce que le plus grand nombre, c'est à dire la majorité de ceux qui sont soumis à l'examen laryngoscopique, supportent assez bien l'instrument dès les premières explorations. Cet emploi deviendra général, à la condition aussi de ne pas rebuter les commençants ou les élèves en les obligeant à s'étudier soi-même avec l'appareil d'éclairage ou l'autolaryngoscope de M. Czermak ; il faut une forte volonté pour ne pas échouer dans cette étude, que notre Pharyngoscope rend très facile. En leur montrant l'application du miroir laryngien, et en les engageant à s'examiner entre eux, ils arriveront à manier ce miroir sans trop de peine.

CHAPITRE II.

DES INSTRUMENTS.

Du laryngoscope. — Le laryngoscope, que beaucoup de médecins, même à Paris, ne connaissent pas, est un petit miroir plan fixé à une tige métallique sous un angle donné. Cette tige est elle-même munie d'un manche fixe ou mobile.

Du miroir. — « Le miroir, dit M. Czermak, doit être en verre, en métal et mieux en acier. » L'expérience nous a démontré qu'il faut préférer les miroirs de verre blanc parce qu'ils ne s'altèrent pas, à moins qu'on ne les expose à une température trop élevée, parce qu'il est facile de se les procurer et de les nettoyer, parce qu'enfin l'image qu'ils réfléchissent est très pure et conserve la teinte normale des parties.

Les miroirs en acier exigent beaucoup de soins pour leur fabrication. Leur surface réfléchissante est très dificile à obtenir sans défaut ; de sorte que l'image qu'ils donnent des objets n'est presque jamais d'une pureté irréprochable. De plus, cette image prend une teinte plus foncée, plus sombre que celle des objets eux mêmes. Enfin les miroirs en acier ont le défaut de s'altérer promptement si on ne veille à leur entretien avec la plus grande attention; ils s'oxident d'autant plus vite qu'on s'en sert davantage. Quant aux miroirs en argent ou en tout autre métal, nous n'en avons pas eu entre les mains et nous n'en voyons pas la nécessité.

Sa forme. — Le miroir laryngien a trois formes principales : il est carré, circulaire, elliptique ou ovale. M. Czermak adopte de préférence la forme quadrangulaire arrondie, c'est-à-dire à angles arrondis. La forme circulaire a les mêmes avantages que la forme quadrangulaire. Nous employons indifféremment l'une et l'autre.

La forme elliptique, comme laryngoscope, trouve son emploi toutes les fois qu'il est nécessaire de porter le miroir très profondément dans le pharynx. C'est ce qui arrive lorsque le larynx a de petites dimensions, ou lorsque étant très saillant au-devant du cou, l'angle formé par les cordes vocales inférieures et l'épiglotte est trop aigu, ou lorsqu'enfin le bord libre de l'épiglotte est recourbé latéralement de manière à former une sorte de gouttière ouverte en arrière.

Ses dimensions. — Le diamètre du miroir importe plus que sa forme, suivant M. Czermak, à cause de l'irritabilité et des dimensions des cavités buccale et pharyngienne. » Il est évident que le même miroir ne saurait servir pour toutes personnes. La cavité pharyngienne présente des dimensions très variables. Il n'est pas rare, par exemple, d'avoir affaire à des personnes très fortement constituées, et dont les voies bucco-pharyngiennes sont très étroites, tandis que ces mêmes voies sont très largement ouvertes chez des sujets d'une apparence chétive.

Les diverses grandeurs des miroirs sont comprises entre 12, 27 et même 30 millimètres. M. Czermak observe avec raison qu'il est toujours préférable d'employer, quand on le peut, des miroirs plutôt grands que petits. L'étendue de l'éclairage et le champ visuel, en effet, sont en proportion des dimensions de la surface réfléchissante.

Sa monture. — Les miroirs en verre sont montés ordinairement sur métal. Cette monture a une valeur relative. En faisant partie de la masse totale du miroir, elle permet à celui-ci de conserver, plus ou moins longtemps, la chaleur qui lui est communiquée pour éviter la précipitation de la vapeur de l'air expiré sur sa surface réfléchissante. Elle doit donc être faite avec des corps mauvais conducteurs de la chaleur. Or les métaux ne sont pas de ce nombre ; les montures en bois seraient préférables sous ce rapport seulement.

De la tige. — La tige métallique à laquelle est fixé le miroir a une longueur de 8 à 11 centimètres. Sa souplesse et sa rigidité sont telles qu'on peut sans trop d'effort lui faire prendre toutes les inflexions nécessaires. Elle est munie d'un manche qui peut s'adapter à tous les laryngoscopes. Cette tige est fixée au miroir laryngien dans un point déterminé par sa forme : si le miroir est quadrangulaire, c'est à l'un des angles qu'elle est soudée; s'il est circulaire, le point de soudure est indifférent ; si enfin le miroir est elliptique ou ovale, la tige est ordinairement fixée à l'une des deux extrémités de l'ellipse ou à la grosse extrémité de l'ovale.

Nous avons fait souder cette tige vers le milieu d'un des côtés du miroir elliptique ; mais alors l'instrument est moins propre à la laryngoscopie qu'à la rhinoscopie ; c'est le rhinoscope proprement dit, quoique le laryngoscope puisse servir aux mêmes études. Nous dirons plus tard pourquoi le miroir elliptique est préférable aux autres formes dans l'examen des parties situées au-dessus et en arrière du voile du palais.

De l'angle d'ouverture ou d'inclinaison. — « L'angle sous lequel le miroir est incliné sur la tige, d'après M. Czermak, est situé dans un plan qui suit, perpendiculairement à la face du miroir, la diagonale qui passe à travers la tige et le point de soudure ; le miroir peut donc, ajoute-t-il, être employé indifféremment avec la main droite ou la main gauche. »

M. Czermak ne donne ensuite aucun renseignement sur la mesure de cet angle ; il ne dit pas non plus pourquoi les laryngoscopes fabriqués à Vienne ont tous le même angle d'ouverture à peu de chose près.

Nous tâcherons de remplir cette lacune.

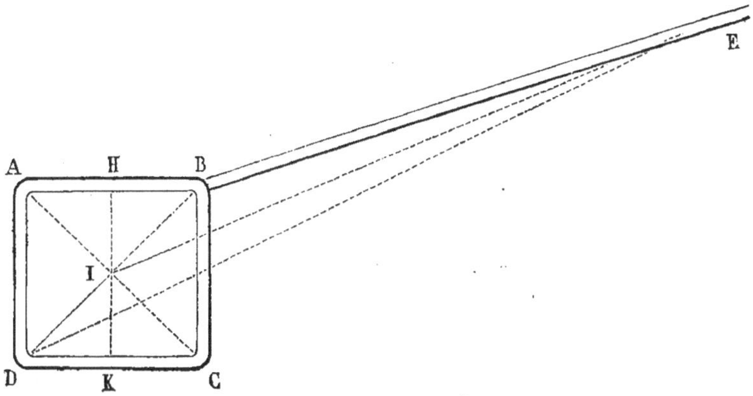

FIG. 1.

Supposons un laryngoscope tel que le représente la figure ci-jointe. L'angle d'inclinaison EBD, qui est obtus, détermine lui-même un plan DEB, qui rencontre le miroir perpendiculairement suivant DB; par conséquent les angles EIH, EIK, EIC, EIA, formés par ce plan et le miroir, sont droits. Eh bien, l'éclairage du larynx se fait très-rarement suivant l'angle d'ouverture EBD. Il est dirigé ordinairement suivant un plan vertical qui rencontrerait le miroir laryngien en AC, ou en HK, c'est-à-dire, perpendiculairement ou obliquement à l'angle d'ouverture. C'est pour cela sans doute que l'on a peu insisté sur la détermination de cet angle et qu'on a laissé l'expérimentateur libre de le diminuer ou de l'agrandir à son gré. Nous ne partageons pas cette manière de voir. Cet angle d'ouverture a besoin d'être déterminé pour qu'il soit en rapport avec les dispositions qu'affectent entre elles la glotte et l'épiglotte; l'éclairage n'en est que plus prompt, plus facile. Nous renvoyons au chapitre de l'éclairage ce que nos recherches et notre expérience nous ont appris à ce sujet. Pour le moment, nous devons observer que l'angle d'ouverture des laryngoscopes fabriqués à Vienne par M. Hauck est ou trop grand ou pas assez. Cet angle a 135 degrés environ.

Des trois modes d'éclairage. — Lorsque l'on veut diriger les rayons lumineux suivant l'angle d'ouverture, on porte la tige contre la voûte palatine, et alors cet angle doit être d'environ 150°. Si on éclaire le larynx obliquement ou perpendiculairement à cet angle, celui-ci doit avoir 120°. Si dans ce dernier cas on emploie des laryngoscopes dont l'angle d'ouverture dépasse cette limite, on rencontrera d'autant plus de difficultés qu'il s'en éloignera davantage. Enfin si l'on veut examiner la partie postérieure des fosses nasales, cet angle doit avoir au moins 150°.

Du réflecteur. — Nous avons vu au commencement de ce cours que le soleil avait été la source de lumière à laquelle on avait eu recours dès le principe. Aujourd'hui la lumière fournie par les lampes modérateur, par les lampes Carcel, par les lampes à schiste, par le gaz, etc., est celle qui est employée pour l'éclairage. Si l'on s'en tenait à cette lumière pour éclairer directement le laryngoscope, on la trouverait le plus souvent trop faible. Mais on est parvenu au moyen de miroirs concaves à concentrer les rayons lumineux et à augmenter ainsi l'intensité de l'éclairage.

M. Czermak se sert, dans ce but, d'un miroir réflecteur concave de forme circulaire, d'un diamètre de 8 à 10 ou 11 centimètres et d'une distance focale de 20 à 30 centimètres. Le centre du miroir n'est pas étamé ; de sorte qu'il paraît percé d'un trou d'environ 6 à 7 millimètres de diamètre; c'est à travers ce centre non étamé que l'observateur regarde l'image formée par le laryngoscope. Le miroir réflecteur est supporté suivant son diamètre horizontal par une étroite lame métallique courbée en demi cercle; les extrémités de cette lame sont munies de deux vis ou pivots qui correspondent aux extrémités du diamètre horizontal du miroir, et qui permettent à celui-ci de se mouvoir sur ce diamètre comme axe ; l'une des vis porte un petit écrou à l'aide duquel on peut fixer le miroir dans une inclinaison convenable. La lame métallique qui supporte le miroir se visse elle-même, par son milieu, sur une tige que l'on tient d'une main. Afin d'avoir les deux mains libres,

M. Czermak a adapté à cette tige un manche très-court que l'on place entre les dents molaires. Cette monture n'est pas très-satisfaisante, soit parce qu'il est difficile de donner une stabilité complète au réflecteur, soit parce que la salive s'échappe de la bouche pendant l'examen, soit enfin parce qu'on ne peut décemment permettre à ses confrères de placer ce même manche dans leur bouche.

MM. Semeleder et Stellwag ont remplacé cette monture par celle d'une paire de lunettes. Le système suivant lequel cette monture est adaptée au miroir est fort ingénieux comme mécanisme; c'est la partie la mieux conçue de tout l'appareil. Ceux qui savent ce qu'on entend par pilule ou genoullière en mécanique comprendront sans difficulté son importance. Cette pilule est fixée près de la circonférence du miroir et maintenue dans un petit moule formé de deux pièces réunies par des vis. Ce petit moule est, à son tour, soudé au milieu du porte-lunettes; de sorte qu'en faisant mouvoir le miroir sur la pilule, le réflecteur vient se placer successivement devant le front, les yeux et le nez. Le porte-lunettes permet à ceux qui sont myopes ou presbytes d'y faire ajouter des verres appropriés; il sert aussi de tige et peut être tenu d'une main comme le réflecteur de M. Czermak. Le centre non étamé n'est nécessaire que lorsqu'on place le miroir devant les yeux ou lorsqu'on veut permettre aux personnes placées à ses côtés de voir plus facilement l'image laryngienne. Nous avons remarqué que ce centre non étamé produit parfois sur l'image une légère ombre centrale qui nuit à sa pureté. Nous trouvons de l'avantage à nous servir d'un réflecteur plein, c'est-à-dire dont le centre est étamé, et à le disposer au devant du front; nous voyons ainsi l'image avec nos deux yeux.

Loupe d'éclairage portative. — La lumière envoyée sur le miroir réflecteur est considérablement augmentée par l'interposition d'un ophthalmoscope, c'est-à-dire d'une lentille biconvexe, ou par celle d'un globe lenticulaire plein d'eau. M. Charrière a fait exécuter, d'après nos indications, un petit appareil portatif, peu coûteux qui s'adapte à toutes les lampes. Ce perfectionnement indispensable permet d'éclairer largement toute la région bucco-pharyngienne et l'image laryngoscopique n'en est que plus facile à saisir. Sans cette loupe d'éclairage, la lumière envoyée par le réflecteur est souvent si limitée que le laryngoscope la reçoit d'une manière incomplète et inégale. La lentille de cet appareil de renforcement doit être placée à une distance telle de la source de lumière qu'elle devienne brillante dans toute son étendue; cette distance varie de 10 à 20 centimètres, suivant la grandeur de la lentille et sa convexité. Cette loupe fait partie de notre Pharyngoscope.

Les instruments que nous venons de décrire permettent de faire l'examen laryngoscopique en plein jour. Cela ne veut pas dire pourtant que l'on ne soit toujours plus convenablement placé dans un endroit sombre.

Maintenant que nous connaissons les instruments nécessaires pour procéder à cet examen sur autrui, nous pouvons nous occuper de l'éclairage proprement dit.

CHAPITRE III.

DE L'ÉCLAIRAGE LARYNGOSCOPIQUE.

Afin de rendre l'étude de l'éclairage du larynx plus facile, nous allons faire connaître rapidement les dispositions qu'affectent entr'elles certaines parties telles que le pharynx, l'épiglotte et la glotte.

Du Pharynx. — Le pharynx est un organe qui a la forme d'un canal renflé au milieu et percé de plusieurs orifices sur sa paroi antérieure. Nous n'avons à nous occuper ici que de sa paroi postérieure. Or cette paroi s'étend à peu près verticalement de la base du crâne au larynx, ou plutôt à l'œsophage. Sa longueur est de 11 à 15 centimètres; elle peut aller jusqu'à 18 centimètres par l'effet de sa distension; par suite de son plus grand raccourcissement, ainsi qu'on l'observe pendant la déglutition et le chant, elle peut se réduire à 8 ou 9 centimètres. Le pharynx peut donc présenter une différence de longueur de plusieurs centimètres. Il faut remarquer que cette différence n'affecte que très peu sa portion supérieure ou nasale; elle porte principalement sur sa portion moyenne ou buccale et sur sa portion inférieure. Quant à sa largeur ou diamètre transversal, elle est de 40 à 50 millimètres en haut, de 30 à 50 à sa partie moyenne, de 25 à 35 à sa partie inférieure; par suite de contractions musculaires, ses parties moyenne et buccale peuvent se réduire à quelques millimètres. Le diamètre antéro-postérieur du pharynx est de 20 millimètres en haut, de 40 à 50 au milieu, de 25 à 30 en bas.

De l'épiglotte. — L'épiglotte est un cartilage de forme triangulaire arrondie, ayant son sommet dirigé en bas et sa base en haut. Intermédiaire entre la langue et la glotte, elle a été considérée de tout temps comme faisant fonction de soupape ou plutôt de couvercle au moment du passage du bol alimentaire et des boissons. Elle devient horizontale, dit-on, lorsqu'elle doit clore l'orifice sus-glottique, tandis que sa direction serait verticale à l'état de repos. M. Sappey fait cependant exception. En soulevant le larynx et examinant ce qui se passait par une ouverture pratiquée en enlevant le muscle aryténoïdien, il a reconnu que l'épiglotte fermait l'orifice du larynx par sa convexité inférieure seulement. C'est, en effet, ce qui a lieu et ce que le laryngoscope démontre sur le vivant.

Le bord libre de l'épiglotte peut être aperçu et même atteint avec le doigt derrière la base de la langue, chez quelques personnes. Il est fixé à cette base au moyen du repli ou ligament glosso-épiglottique; de chaque côté de cette espèce de frein, on voit une dépression qui a reçu la dénomination de fossette sus-épiglottique.

Lorsqu'on veut mesurer les dimensions de l'épiglotte, on trouve une assez grande différence entre les individus. Ainsi sa longueur en ligne droite, y compris le ligament thyro-épiglottique médian, varie de 33 à 52 millimètres; elle est en moyenne de 45 millimètres.

Lorsqu'on examine ce cartilage avec attention, on s'aperçoit qu'il est courbé en sens contraire du sommet à la base; où dirait une S allongée. Vu par sa face laryngienne, il présente une première convexité à sa partie inférieure, puis une concavité à sa partie moyenne et enfin vers son bord libre, une seconde convexité qui fait quelquefois défaut. Ces diverses courbures sont en sens contraire sur l'autre face du cartilage.

On voit sur son milieu un raphé médiane qui fait saillie et qui n'a pas été signalé par les anatomistes. L'importance de ce raphé nous sera démontrée par l'histoire d'un malade atteint d'œdéme sus-glottique.

Si l'on examine l épiglotte, suivant sa largeur, sa face laryngienne paraît concave dans sa moitié supérieure. Cette concavité, presque nulle vers son bord libre, est au contraire tellement prononcée chez un certain nombre de personnes, que ce bord forme une gouttière très étroite, qui oppose une certaine difficulté au passage des rayons lumineux et à l'introduction dans le larynx. soit des instruments, soit des remèdes.

De ses rapports avec la glotte. De l'angle glotto-épiglottique — Nous avons déjà fait mention de l'angle que forme l'épiglotte avec les cordes vocales.

Cet angle peut être considéré comme double à cause des courbures alternatives de l'épiglotte. Il y a un angle inférieur et un angle supérieur. Le premier est celui qui mérite de fixer plus particulièrement notre attention; c'est l'angle glotto-épiglottique. Il est formé par la glotte et par la convexité inférieure de l'épiglotte. La mesure de cet angle est comprise, d'après nos recherches, entre 40 et 75 degrés. Cette mesure a une haute importance pour l'éclairage de la partie antérieure des cordes vocales. On comprend très bien que les rayons lumineux ne puissent éclairer l'angle antérieur de la glotte qu'en passant au dessous de cette convexité. C'est là une circonstance qu'il ne faut pas perdre de vue. Quant à l'angle supérieur, il est formé par la concavité supérieure de l'épiglotte et par les cordes vocales; cet angle est compris entre 65 et 90 degrés. C'est lui, sans doute, qui a fait croire que la direction du cartilage épiglottique était verticale.

De la glotte. — Nous n'avons que deux mots à dire, relativement à la glotte. Ce nom est appliqué à l'intervalle qui sépare la corde vocale droite de la corde vocale gauche. Son angle antérieur est le point le plus difficile à éclairer. La direction de la glotte et par suite celle des cordes vocales inférieures est le plus souvent horizontale. Cependant on peut observer une légère obliquité de bas en haut et d'avant en arrière chez quelques sujets. Ce fait, peu fréquent d'après nos recherches, ne change pas, au reste, les mesures que nous avons données de l'angle glotto-épiglottique. Chez l'homme les cordes vocales ont de 20 à 24 millimétres de longueur, tandis que chez la femme elles ont de 16 à 18 millimètres. La différence est d'environ un tiers à un quart.

De l'éclairage du laryngoscope. — Pour procéder à l'éclairage du laryngoscope chez un malade, il faut que celui-ci, la lampe et l'observateur soient disposés le plus favorablement possible.

De la lampe. — Or, le patient doit avoir son visage dans l'ombre, tandis que le médecin doit être en face de la source de lumière. C'est pour atteindre ce but que la lampe se place à côté du malade, un peu en arrière, tantôt à sa droite, tantôt à sa gauche, ou bien au dessus de sa tête. Entre ces trois dispositions principales il en est d'autres que l'on peut préférer pour telle ou telle raison. M. Czermak place la lampe à la droite de la personne et dispose le foyer de lumière sur le même plan horizontal que la bouche du patient. On agit ainsi toutes les fois que la main droite tient le laryngoscope. Si, au contraire, on le tient avec l'autre main, la lampe se place à la gauche du malade. De cette manière la marche des rayons lumineux vers le réflecteur n'est pas interrompue par les mouvements du bras de l'observateur. La place qui doit être scientifiquement assignée à la lampe est indiquée par un plan vertical qui passe par l'œil de l'observateur, la glotte et le miroir laryngien. Or cette place ne se trouve que derrière la tête du malade, un peu au-dessus de lui. L'image laryngoscopique se rencontran dans ce même plan, il en résulte que le médecin l'aperçoit avec une grande facilité et sans aucun tâtonnement. L'observateur exercé et adroit arrivera presque mathématiquement à éclairer la glotte et à en saisir l'image lorsque nous aurons fait connaître la marche des rayons lumineux.

On ajoute ordinairement à la lampe un écran de papier, en carton ou en toute autre substance, afin d'empêcher la diffusion de sa lumière dans l'espace et de la diriger vers le réflecteur de celui qui observe.

Du malade. — Nous avons dit que le malade est placé à côté et mieux en avant de la lampe à laquelle il tourne le dos. Il est assis, les genoux rapprochés, la tête inclinée légèrement en arrière et appuyée au besoin sur le dossier du fauteuil ou de la chaise. Il ouvre la bouche le plus largement qu'il peut et se prête à tous les mouvements qu'exige l'observateur.

Ici se place une remarque importante pour les commençants. Il n'est pas fréquent de rencontrer des personnes qui sachent ouvrir largement et de prime abord l'isthme du gosier. Pourtant si on leur dit de faire une grande inspiration pendant qu'ils ouvrent leur bouche, ils montrent alors la paroi du pharynx sans difficulté et d'une façon complète. C'est donc l'habitude qui leur manque. La langue est le principal obstacle chez ces personnes. Aucune ne sait laisser cet organe en place pour mieux le déprimer. Lorsque la pointe est baissée, c'est sa base qui se soulève et se rapproche de la voûte palatine; lorsqu'au contraire sa base s'abaisse, sa pointe se relève, ou bien les arcades dentaires se rapprochent et la bouche se ferme plus ou moins. L'introduction d'un abaisse-langue n'améliore que très peu la situation, car ce qu'il faut agrandir, c'est l'entonnoir bucco-pharyngien. L'abaisse-langue déprime bien cet organe, agrandit le passage buccal, mais n'éloigne pas la base de la langue de la paroi pharyngienne. Si d'ailleurs on cherche à déprimer cette base, immédiatement on détermine des efforts de vomissements qui obligent à y renoncer. Pour obvier à ces inconvénients, M. Semeleder a recours à un expédient très-simple et très-important. Il saisit la pointe de la langue entre le pouce et l'index recouverts d'un linge fin et il la maintient au dehors. Le malade peut au besoin la fixer lui-même. On obtient de cette manière un agrandissement très-notable de l'espace bucco-pharyngien. Quoique la voie buccale soit diminuée par la saillie de la langue, celle-ci ne gêne pas sensiblement l'introduction et l'éclairage du laryngoscope.

De l'observateur. — Celui qui veut examiner un malade avec le miroir laryngien doit se placer en face de la lampe, et par conséquent du malade. Il est assis de manière à voir ce dernier de haut en bas, de bas en haut ou horizontalement, suivant qu'il le juge à propos, et se tient assez près de lui. D'une main il prend le laryngoscope chauffé, de la même façon qu'il prendrait une plume à écrire, et de l'autre il maintient la langue. Lorsque le malade fixe lui-même cet organe, l'observateur place sa main libre soit sous le menton du patient afin d'imprimer à sa tête les mouvement nécessaires, soit au-devant du cou pour repousser légèrement en arrière et en haut le larynx et faciliter son éclairage. Il a sur son front ou devant ses yeux le miroir réflecteur avec lequel il dirige à son gré la lumière sur le laryngoscope. (*Voy. plus loin le Pharyngoscope*).

Introduction du laryngoscope. —Lorsqu'on introduit l'instrument dans la bouche de la personne qu'on a en face de soi, on peut le porter directement d'avant en arrière si l'espace entre la langue et le palais le permet; dans le cas contraire, on dirige en bas la face du miroir, et on l'introduit ainsi horizontalement jusque sur le voile du palais et même plus profondément si on le juge opportun.

Il ne faut pas oublier que le laryngoscope doit avoir une température à peu près égale à celle du corps avant de s'en servir. Pour obtenir cette température on le tient pendant quelques secondes au-dessus du verre de la lampe en tournant sa surface réfléchisante en bas. On peut encore chauffer l'instrument en le mettant au-dessus de la flamme d'une lampe à alcool ou en le plongeant dans l'eau chaude.

Marche des rayons lumineux. — Inclinons maintenant le miroir laryngien de haut en bas sur le pharynx et suivons la marche des rayons lumineux.

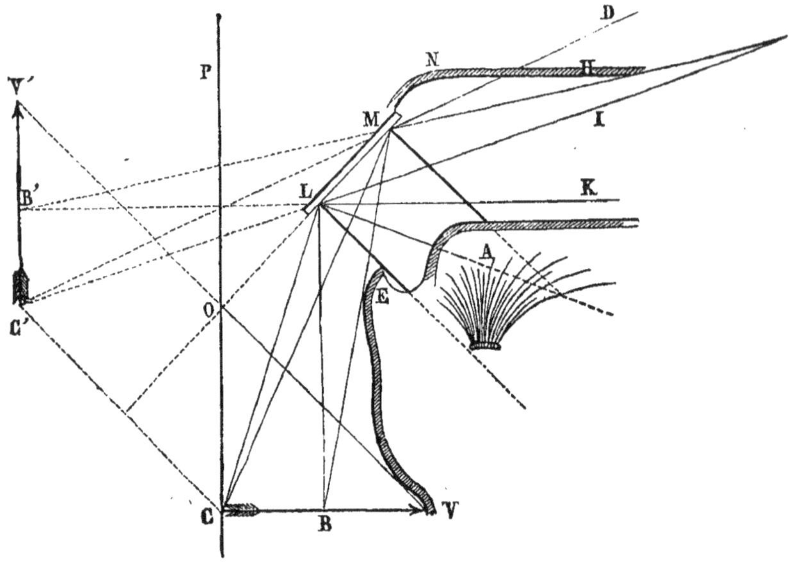

FIG. 2.

Supposons le laryngoscope ML placé au fond de la bouche contre le voile du palais et la luette, dans une inclinaison de 45° (voyez fig.2). EV représente l'épiglotte avec ses différentes courbures; la langue est indiquée par A, la glotte ou les cordes vocales par CV, la paroi du pharynx par PC.

Le rayon incident KL tombe horizontalement sur le miroir; il est parallèle à la surface de la langue et par suite perpendiculaire à la paroi du pharynx. Ce rayon est réfléchi au point L dans une direction verticale LB; il va par conséquent éclairer le point B de la glotte. L'image de ce point se trouvant sur le prolongement du rayon KL, en arrière du miroir, sera situé en B'. Le rayon BL peut être considéré à son tour comme rayon incident et alors LK devient rayon réfléchi.

Le rayon incident HM rencontre obliquement le point M et se réfléchit suivant MB de manière à éclairer le point B. L'image de ce point, étant sur le prolongement du rayon incident HM, cette image se confondra avec celle du rayon KL; elle sera donc située aussi en B', point de rencontre des deux rayons incidents prolongés.

La personne qui regardera dans la direction KL verra le point B' de l'image. Mais le rayon BM se réfléchissant suivant MH est arrêté dans sa marche par la voûte du palais; la personne qni regarderait donc suivant la direction HM ne pourrait voir le point B'.

Entre K et H, il existe une foule de rayons incidents et réciproquement de rayons réfléchis qui ne sont pas arrêtés par la voûte palatine; ils permettent de voir le point B' dans une direction différente de KL, mais toujours au même endroit.

Le rayon incident IL est réfléchi suivant LC. Si le palais ne s'oppose pas à son arrivée sur le miroir, il éclairera le point C, et dès lors l'image de ce point sera située en C'. L'œil placé dans la direction de IL verrait par conséquent le point C' de l'image.

Le rayon incident DM, s'il pouvait arriver sur le miroir à travers la voûte palatine, se réfléchirait suivant MC et éclairerait le point C de la glotte ; l'image de ce point serait située de même en C', mais cet image ne sera vue de personne, attendu que le rayon MD n'arrive pas au dehors.

Il résulte de ce que nous venons de voir : 1° que les rayons lumineux sont réciproquement incidents et réfléchis; ils sont incidents par rapport au larynx qu'ils éclairent et ils sont réfléchis par rapport à l'observateur qui les reçoit ; 2° que tous les rayons réfléchis au dehors et situés au-dessus et au-dessous de l'espace HMLK, sont des rayons perdus; 3° que les rayons réfléchis compris dans cet espace sont ceux qui permettent d'apercevoir la moitié postérieure CB de la glotte dont l'image est en C'B'; 4° que l'image nous montre les organes éclairés dans une situation renversée.

Il faut remarquer toutefois qu'entre L et M, il existe des rayons qui, se réfléchissant parallèlement à LK, permettent de voir un certain nombre de points compris entre B et V; il suffit d'un peu de bonne volonté pour suppléer maintenant à ce que la figure ne peut indiquer ici.

Par exemple, la base A de la langue, éclairée par le rayon LA, ne peut être aperçue de l'observateur, parce que le miroir est trop incliné; de sorte que le rayon LA, au lieu d'arriver au dehors, se dirige en bas vers le larynx. Mais si ce rayon AL tombe au point M, il se réfléchira au-dessous de MH; il pourra par conséquent arriver au-dehors et permettre à l'observateur de voir la base de la langue

Jusqu'à présent nous avons démontré que la partie postérieure de la glotte est celle que l'on éclaire sans difficulté; mais cela ne suffit pas. Le miroir doit éclairer les autres parties de la région laryngienne que l'observateur n'aperçoit pas.

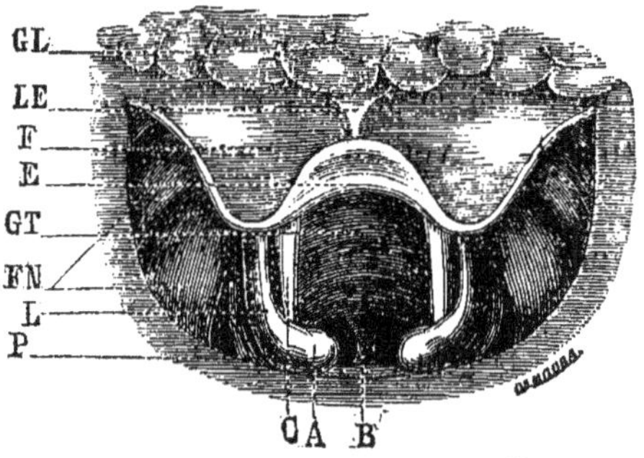

FIG. 3.

Cette figure représente l'image laryngoscopique du larynx. Elle est extraite de dessins inédits du docteur Semeleder.

Ainsi la base de langue GL, le plancher sus-épiglottique F, le repli glosso-épiglottique LE, l'épiglotte E, la trachée GT, dans la figure 3 qui représente l'état normal du larynx, etc., ont des fonctions à remplir, des mouvements à exécuter, ou peuvent être affectés de diverses maladies. Comment le laryngoscope nous permettra-t-il d'examiner toutes ces parties?

Eclairage des parties antérieures du larynx. — L'étude que nous venons de faire de la marche des rayons lumineux, dans la région pharyngo-laryngienne va nous rendre la réponse facile.

S'agit-il, par exemple, d'examiner les follicules de la base de la langue, les fossettes sus-épiglottiques, le ligament glosso-épiglottique ou la partie supérieure de l'épiglotte? Nous n'avons qu'à redresser lentement le miroir ML, et immédiatement les rayons réfléchis LB, LC, fig. 2, suivront le même mouvement;

au lieu d'éclairer CB, ils iront éclairer successivement la face laryngienne de l'épiglotte, son bord supérieur, puis le ligament glosso-épiglottique, les fossettes sus-épiglottiques et enfin la base de la langue. Il n'y a donc qu'à s'arrêter plus ou moins longtemps sur ces différentes parties. On facilite cet éclairage soit en faisant incliner la tête du malade en arrière, soit en envoyant de bas en haut les rayons lumineux sur le miroir laryngien.

S'agit-il d'éclairer la partie antérieure de la glotte ou la trachée? Ici l'éclairage est plus compliqué. On peut voir dans la figure 2 que pour observer le point V les rayons incidents doivent se réfléchir suivant OV au moins; il faudrait donc que le miroir ML fût placé au-dessous du point O, dans une inclinaison d'environ 12 à 15 degrés par rapport au pharynx. Dans ce cas, la lampe doit être disposée au-dessus de la tête du malade afin que le réflecteur envoie des rayons obliques de haut en bas sur le laryngoscope. De cette manière l'éclairage de la trachée et de l'angle glotto-épiglottique n'offre que très peu de difficulté. Les laryngoscopes elliptiques, à tige soudée à l'une de leurs extrémités, trouvent ici leur emploi. L'angle d'ouverture de ces instruments doit être, comme nous l'avons dit, de 150°.

Défauts des laryngoscopes allemands. — Les laryngoscopes fabriqués à Vienne ont un angle d'ouverture de 135° qui représente très exactement l'inclinaison de la partie inférieure de l'épiglotte sur la paroi du pharynx, chez les sujets dont l'angle glotto-épiglottique est de 45°.

Cette exactitude fait que ces instruments éclairent difficilement parfois l'extrémité antérieure de la glotte. Mais comme le plus ordinairement l'angle glotto-épiglottique est supérieur à 45°, on arrive encore assez bien à son éclairage avec les laryngoscopes de Vienne. La difficulté est d'autant plus sensible que l'angle glotto-épiglottique est plus près de 45°. Remarquons, d'ailleurs, qu'on remédie très peu à cet inconvénient en faisant relever fortement la tête au malade. Si on change ainsi la direction des rayons incidents, on change dans le même sens la position du miroir sans modifier son angle d'ouverture. La main de l'observateur, qui gêne souvent la marche des rayons incidents, suit naturellement le mouvement de la tête; il en résulte que l'éclairage s'éloigne du point que l'on veut examiner. C'est en augmentant l'angle d'ouverture qu'on parvient à éclairer l'insertion antérieure des cordes vocales et la paroi antérieure du conduit trachéal. Ce n'est donc pas sans raison que nous avons avancé que les laryngoscopes allemands avaient un angle d'inclinaison trop petit dans certaines circonstances. Le miroir laryngien porté au fond de la bouche doit être *perpendiculaire au plan vertical qui passe par la glotte, quelle que soit son inclinaison sur le plan du pharynx*. Or les laryngoscopes de Vienne ont un angle d'ouverture tel que le plan du miroir est oblique et non perpendiculaire au plan vertical de la glotte.

Cela vient de ce que les commissures des lèvres ne peuvent s'éloigner de la ligne médiane de la bouche que d'une quantité donnée, quoique variable. Si, la bouche étant bien ouverte, on mesure l'angle obtus formé par la paroi du pharynx et par la ligne qui, partant d'une commissure, irait rencontrer horizontalement le milieu de cette paroi, on trouve qu'il est d'environ 120 degrés. Il suit de là que cet angle représente très exactement l'angle d'ouverture que doivent avoir les laryngoscopes (1). Ainsi, nous avions raison de dire que les laryngoscopes fabriqués en Allemagne ont un angle d'ouverture trop grand, puisqu'il est de 135° environ. Nous savons bien que la flexibilité de leur tige permet de l'augmenter ou de le diminuer. Mais l'expérience nous a démontré que c'était là une cause de tâtonnements que la détermination exacte de l'angle d'ouverture de l'instrument fait éviter. Cette liberté de modifier l'angle d'ouverture peut présenter quelque utilité pour ceux qui ont une grande habitude de l'instrument; elle n'a que des inconvénients pour les autres. La précision

(1) M. Charrière fils fabrique tous ces instruments avec la plus scrupuleuse exactitude et le plus grand soin.

d'ailleurs est une qualité essentielle à la science. Ainsi les laryngoscopes dont l'angle est de 120° n'ont besoin de subir aucun changement à cet égard, quelque personne que l'on observe. Le défaut de précision dans l'angle d'ouverture des laryngoscopes allemands est une cause d'impatience et de découragement pour l'observateur, de fatigue et de répugnance pour le malade. Lorsque avec notre laryngoscope de 120° on ne peut éclairer l'angle antérieur de la glotte, on se sert d'un second instrument dont l'angle est de 150° et on le porte dans le fond de la bouche suivant le mode d'éclairage que M. Czermak attribue à M. Turck. Nous avons vu fig. 1, que ce mode consistait à appliquer la tige contre la voûte palatine. Aujourd'hui M. Turck éclaire le larynx suivant un mode mixte. Nous verrons ailleurs que l'angle de 135° est encore trop faible lorsqu'on fait de ces instruments des rhinoscopes.

Illusion d'optique. — Une autre inconvénient de cet angle d'inclinaison de 135° (que nous n'avons pas encore signalé parce qu'il trouve sa place ici), c'est de donner une idée erronée de la situation des parties, de déterminer, en termes plus exacts, une illusion d'optique. En effet, le laryngoscope porté au fond de la gorge et ayant sa tige placée du côté de la commissure gauche, par exemple, se trouve disposé de façon que le plan du miroir ou au moins son bord inférieur, au lieu d'être perpendiculaire au plan vertical de la glotte, est incliné d'avant en arrière et de gauche à droite sur ce plan. Or, le rayon lumineux qui rencontre ce miroir se réfléchit perpendiculairement à son plan, en faisant l'angle de réflexion égal à l'angle d'incidence. Dans cette condition, le plan du miroir étant oblique au plan vertical et sur la paroi pharyngienne, le rayon réfléchi éclairera nécessairement le côté droit de la région pharyngienne du malade. Si nous inclinons le miroir de haut en bas, afin d'éclairer les parties inférieures, le rayon réfléchi va suivre ce mouvement en éclairant toujours le côté droit et non la ligne médiane; s'il se rapproche de cette ligne, qui passe par la glotte, c'est parce qu'on fait mouvoir la surface réfléchissante suivant un axe qui passe par la tige de l'instrument (c'est le mouvement de rotation de M. Turck.). De sorte que le plan de l'angle d'ouverture du laryngoscope change sa position transversale en une position verticale et l'éclairage se fait, dès lors, suivant le 1er mode. Il en résulte qu'on n'obtient l'éclairage de la glotte que par des tâtonnements plus ou moins adroits. Quand, par hasard, cet éclairage a lieu, si l'on examine la direction de la tête du malade, on s'aperçoit qu'elle est un peu tournée vers la gauche de l'observateur, et non directement en face de lui. Dans cette position, la direction de l'image forme avec la glotte un angle dont le sommet est dirigé vers la droite du malade. De là une illusion qui peut en imposer pour une déviation des parties que l'on éclaire. Il est vrai de dire, cependant, qu'en faisant l'examen de la main gauche, comme contre épreuve, on corrige cette illusion parce qu'elle se reproduit dans un sens tout opposé, et symétriquement. M. Czermak, qui se sert de miroirs laryngiens quadrangulaires, évite cette illusion, et voici de quelle manière. La tige de son instrument est, nous l'avons vu, soudée à l'un des angles du miroir; cet angle se place justement dans l'un des angles supérieurs de l'isthme du gosier ou du voile du palais. (3e mode d'éclairage). Le miroir se trouve, *ipso facto*, parallèle au pharynx par son bord inférieur, et par conséquent perpendiculaire au plan vertical qui passe par la glotte. De sorte qu'en inclinant ou relevant le miroir pour éclairer les organes, M. Czermak le fait mouvoir tantôt sur son bord inférieur comme axe, tantôt sur son bord supérieur, mais toujours suivant un axe transversal perpendiculaire au plan vertical de la glotte. Il en résulte qu'il éclaire les parties dans une direction verticale et perpendiculaire au pharynx et il voit très-bien leur image, puisque image et objet sont situés dans le même plan vertical. Ceci nous explique sa préférence pour les miroirs quadrangulaires. Si M. Czermak se servait d'un miroir elliptique, il n'aurait pas autant de facilité pour éclairer la glotte.

Les miroirs circulaires peuvent être considérés comme des miroirs carrés ou quadrangulaires. Pourvu qu'on les place dans le fond de la bouche, comme on le fait pour ceux-ci, ils ne peuvent pas donner d'illusion d'optique, même avec un angle d'inclinaison plus grand que 135°.

On voit donc, par ce qui précède, que, suivant qu'on emploiera l'un ou l'autre modes d'éclairage, l'angle d'ouverture du laryngoscope devra être de 120° ou de 150°.

Si l'on a bien compris les explications que nous venons de donner sur la marche des rayons destinés à éclairer les organes situés sur la ligne médiane, on n'aura pas de peine à déterminer d'avance celle qu'ils doivent suivre pour l'éclairage de ceux qui sont disposés de chaque côté de cette ligne. La main qui tient le laryngoscope communique d'elle-même au miroir tous les mouvements nécessaires. La surface réfléchissante de l'instrument doit être toujours disposée sous un même angle par rapport à l'observateur et aux organes éclairés; sans cela le rayon incident éclairerait, en se réfléchissant, des parties situées au-dessus ou au-dessous du point que l'on veut examiner.

La main libre de l'observateur, comme nous l'avons déjà observé, peut servir d'aide à celle qui tient l'instrument. Elle imprime à la tête du malade des mouvements de bas en haut ou de haut en bas, de droite à gauche ou de gauche à droite suivant l'opportunité; elle appuie parfois sur le cou avec modération pour maintenir, soulever ou repousser le larynx.

Le malade peut aussi, de son côté, exécuter divers mouvements qui ne manquent pas d'importance. Si, par exemple, la voie bucco-pharyngienne est étroite, et, si malgré la disposition convenable donnée aux organes l'on n'obtient qu'une exploration insuffisante, on engage le malade à faire une large inspiration, à prononcer certaines voyelles (è dans même) dont l'émission exige un son de voix éclatant, mais plutôt grave qu'aigu. Le chant, le rire peuvent aussi venir en aide à celui qui explore le larynx.

Il arrivera, plus d'une fois, que la personne examinée, sans avoir une affection aiguë pharyngo-laryngienne, ne pourra supporter le plus léger contact du laryngoscope. L'idée seule qu'on introduit dans sa bouche un instrument, tout inoffensif qu'il soit, suffit pour déterminer des répulsions invincibles. Ainsi qu'on l'a dit fort bien, il faut alors faire son éducation. On reviendra de temps en temps à l'exploration de son larynx; on l'engagera à promener dans le fond de sa bouche des corps étrangers de manière à habituer les organes à leur contact. Peu à peu on verra leur sensibilité s'émousser et on sera bientôt surpris de faire leur examen sans obstacle. (*Voyez le Pharyngoscope*).

En général les personnes atteintes d'affections des voies pharyngo-laryngiennes, lorsqu'elles sont soumises à l'examen laryngoscopique, ont déjà subi divers traitements locaux qui ont contribué à rendre leurs organes moins sensibles au contact des corps étrangers. C'est pour cela que le plus grand nombre supportent assez bien les premières inspections du laryngoscope. Celles qui, au contraire, ne sont pas sujettes à ces maladies supportent ces épreuves avec plus d'appréhension et plus de difficultés. C'est ce qui avait fait croire que très peu de malades résisteraient au contact de l'instrument. Aujourd'hui l'expérience s'est prononcée suffisamment sur ce point. Nous n'avons pas en conséquence à en chercher davantage l'explication (1).

CHAPITRE IV.

DE L'AUTOLARYNGOSCOPIE.

L'autolaryngoscopie, comme son nom l'indique, consiste à observer soi-même son larynx au moyen du laryngoscope. M. Garcia avait déjà expérimenté ce procédé. Il recevait les rayons solaires sur un premier miroir qui les renvoyait sur celui du fond de la bouche et lui permettait de voir l'image des parties éclairées. En employant la lumière artificielle, M. Czermak a pu prendre des dispositions différentes et faciliter ce moyen

(1) Voyez plus loin l'analyse de la *Méthode pratique de laryngoscopie* du docteur L. Turck.

d'exploration. Ce que nous savons déjà de la laryngoscopie simplifiera singulièrement ce genre d'études.

Mettons-nous, par exemple, au lieu et place du malade que nous avons soumis précédemment à l'examen laryngoscopique. Fixons sur un pied, en face de nous, le réflecteur. La lampe est placée à notre côté, un peu en avant, munie d'un écran; sa flamme est à la hauteur de notre visage; elle envoie sa lumière à peu près horizontalement sur le réflecteur destiné à éclairer le fond de notre bouche. Ne pouvant pas regarder par le centre non étamé du réflecteur, nous sommes obligé d'avoir recours à un second miroir que nous portons avec une main devant nos yeux de manière à ne pas intercepter la marche des rayons lumineux. Il ne nous reste plus qu'à prendre le laryngoscope de l'autre main, à le chauffer et à le placer au devant du voile du palais, comme on le ferait sur un malade. Tels sont les éléments qui constituent l'autolaryngoscope, appareil d'éclairage que M. Czermak a fait exécuter et dont voici la description et la figure.

§ 1

Autolaryngoscope de M. Czermak. — Sur la fermeture d'une boîte d'environ 35 centimètres de long sur 14 de large est fixée, près de l'une de ses extrémités, une virole destinée à recevoir l'extrémité d'un pied en cuivre de 25 centimètres de hauteur. Ce pied cylindrique est foré suivant sa longueur dans une étendue de 20 centimètres. Il reçoit sans frottement une tige métallique de 20 centimètres de longueur à laquelle est adapté le réflecteur. L'extrémité supérieure du pied est munie d'une vis latérale qui permet de maintenir la tige précédente, et par conséquent le réflecteur, à la hauteur que l'on désire. Le réflecteur est plus grand que celui que nous avons décrit pour la laryngoscopie ; il a un diamètre de 10 à 11 centimètres. Sa distance focale est la même. Il est au reste disposé comme le réflecteur de M. Czermak pour l'éclairage du larynx des malades.

A sept centimètres environ de la base du pied en cuivre, on a pratiqué un trou latéral dans lequel on visse une tige métallique assez forte, d'environ 32 centimètres de longueur.

Cette tige est disposée horizontalement au-dessus de la boîte. Elle supporte à son extrémité libre un second pied cylindrique en cuivre jaune, de 18 centimètres de hauteur et foré comme

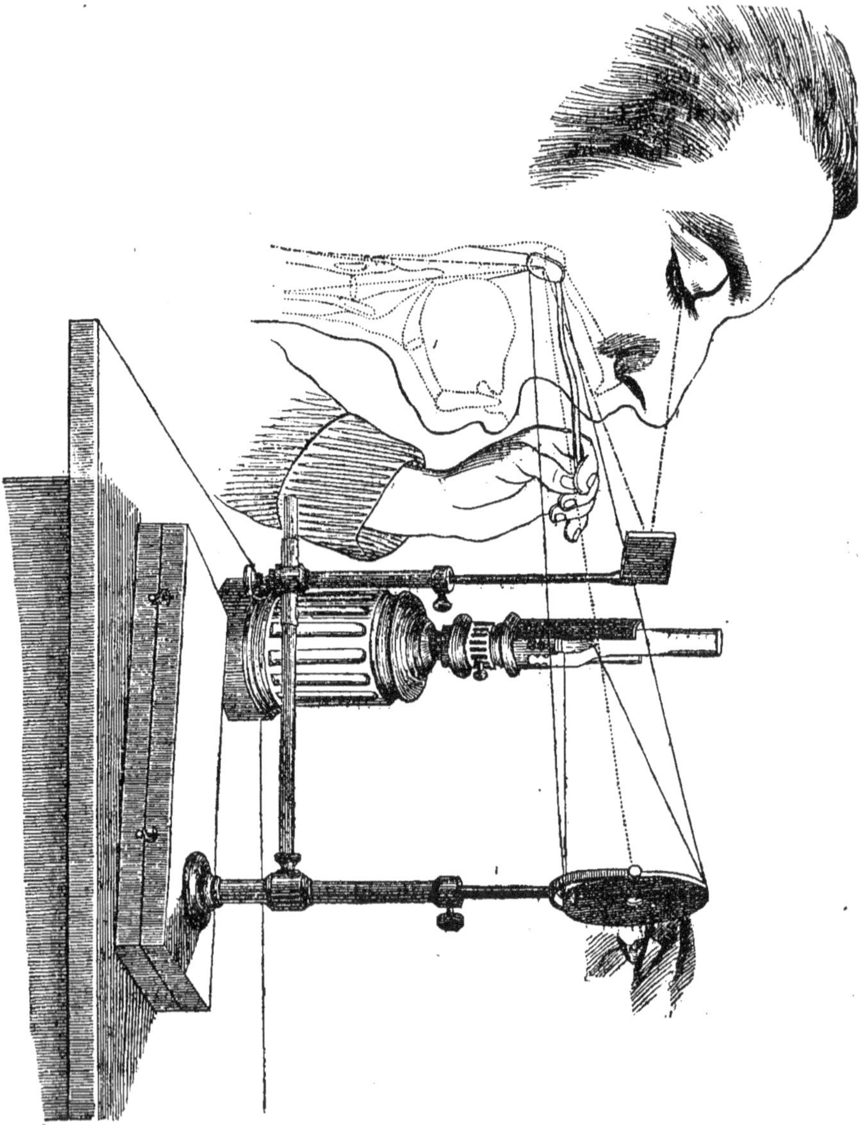

FIG. 4.

le premier pour recevoir une tige qui supporte un miroir rectangulaire simple. Une vis latérale permet de fixer la tige à la hauteur que l'on juge convenable, tandis qu'une autre forte vis inférieure maintient son pied. Toutes les différentes parties de cet appareil, ainsi que deux laryngoscopes, trouvent leur place dans la boîte.

Manière de s'en servir. — Celui qui veut s'examiner au moyen de cet appareil doit mettre devant lui l'instrument monté et prêt à fonctionner. Le réflecteur et le miroir rectangulaire étant tournés vers sa bouche, il place la lampe à sa droite ou à sa gauche selon qu'il tient le laryngoscope de la main gauche ou de la main droite. Il peut aussi disposer la lampe derrière lui, un peu au-dessus de sa tête, comme nous l'avons indiqué pour la laryngoscopie. Il dirige ensuite la lumière sur le réflecteur soit horizontalement, soit obliquement de bas en haut ou de haut en bas. Il dispose le réflecteur de telle manière que les rayons lumineux se concentrent dans le fond de sa bouche et éclairent le miroir laryngien. Il place le miroir rectangulaire devant ses yeux, au-dessus ou au-dessous de la direction des rayons envoyés par le réflecteur. Enfin, il chauffe le laryngoscope et il le porte dans une inclinaison convenable au devant de la luette ou du voile du palais.

Quant à l'éclairage des organes, il se fait de la même manière que celui que nous avons décrit pour le larynx des malades. Nous n'avons donc pas à reproduire ici la marche des rayons lumineux, ni la position qu'il faut donner au laryngoscope. On parviendra d'autant plus vite et d'autant plus exactement à éclairer les organes qu'on possèdera mieux cette marche et cette position ; en un mot, l'éclairage sera d'autant plus facile que les rayons incidents et les rayons réfléchis, le point éclairé et son image, le rayon visuel enfin seront situés dans un seul et même plan.

Lorsqu'il fait usage de l'autolaryngoscope, M. Czermak dirige les rayons incidents immédiatement au-dessous du miroir rectangulaire ; ses yeux sont mis ainsi à l'abri de la lumière puisque le miroir fait office d'écran. De plus, il dispose son instrument de manière que ces rayons pénètrent à peu près horizontalement dans sa bouche. Ces conditions ne sont pas absolues. L'habitude de l'instrument nous a démontré que la lumière peut non seulement passer au-dessus et au-dessous, mais encore à droite ou à gauche du miroir rectangulaire. Nous avons constaté que toutes ces directions des rayons incidents n'empêchent nullement l'observateur de voir l'image laryngoscopique. On peut aussi, comme nous l'avons remarqué, faire exécuter au miroir rectangulaire des mouvements sur sa tige, comme axe, et, pourvu que son obliquité par rapport à l'observateur ne soit pas poussée trop loin, il permettra de voir l'image laryngoscopique sous ses différents aspects.

Autolaryngoscope simplifié. — Toutes ces remarques nous ont déterminé à substituer au miroir rectangulaire un miroir concave ou grossissant et percé à son centre d'un trou circulaire de 30 à 50 millimètres de diamètre. Les rayons lumineux émanés du réflecteur traversent le trou et arrivent dans le fond de la bouche sur le laryngoscope. De cette manière nous n'avons pas à nous occuper de faire passer les rayons incidents au-dessus ou au-dessous du miroir. Nous sommes toujours certain de rencontrer l'image quelque part. Si, de plus, nous observons qu'il grandit l'image, on comprendra sans peine que l'importance de cette modification est réelle.

Au lieu du miroir grossissant, nous employons, encore, un miroir simple percé d'un trou carré ou rond de la même grandeur que celui du précédent; dans ce cas, les dimensions de l'image sont naturelles.

Les autres parties constituantes de l'instrument peuvent également subir des modifications avantageuses; ainsi notre loupe portative rend inutile le réflecteur ; le miroir perforé à son centre et cette loupe, voilà notre Pharyngoscope. (1)

Des défauts de l'autolaryngoscope.— L'exploration autolaryngoscopique présente des difficultés qui n'ont pas échappé à son auteur. M. Czermak s'exprime ainsi à ce sujet : « Quoi-

(1) Voyez plus loin sa description et sa figure.

qu'on comprenne facilement la manière dont fonctionne cet appareil, il faut cependant une certaine habileté pour en faire usage. » Nous ne sommes pas tout-à-fait de son avis relativement à l'adresse nécessaire pour faire usage de l'autolaryngoscope. Nous sommes persuadé que l'habitude de l'instrument triomphe de ces difficultés plus que l'habileté de l'observateur. Aussi ne conseillerons-nous pas à ceux qui désirent étudier le larynx, ses maladies et ses fonctions, de débuter par cet appareil autolaryngoscopique. Nous comprenons fort bien que M. Czermak ait commencé par s'étudier lui-même, avec son instrument. Mais aujourd'hui notre pharyngoscope par sa simplicité et par son maniement facile, aplanit toute difficulté; il abrège d'une manière bien remarquable le chemin qui doit conduire aux études laryngoscopiques. Les modifications que nous avons fait subir à l'autolaryngoscope de M. Czermak rendent cet appareil plus facile à manier. Entr'autres difficultés relatives à son maniement, nous signalerons celle qui concerne la disposition qu'il faut donner au miroir rectangulaire.

Lorsqu'en effet l'observateur cherche l'image laryngoscopique dans ce miroir, il est un peu désorienté en voyant à combien de tâtonnements il est obligé de se livrer pour la saisir. Cela tient à ce que son rayon visuel, ou plutôt ses yeux, sont situés à 7, 8 ou 9 centimètres au-dessus du point où se trouve le laryngoscope. Les rayons envoyés par l'image laryngoscopique sur le miroir rectangulaire suivent une direction d'autant plus oblique de bas en haut qu'il est plus près des yeux ; ce miroir, étant situé au dessus des rayons incidents émanés du réflecteur, occupe une position intermédiaire entre les yeux et la bouche. Cette position ne présenterait pas de difficulté à déterminer si les arcades dentaires pouvaient s'écarter suffisamment et à volonté. Comme cet écartement est limité, il en résulte que les dents interceptent tantôt les rayons du réflecteur, tantôt les rayons de l'image laryngoscopique. De là, des tâtonnements forcés si l'on veut à la fois rencontrer l'image du miroir rectangulaire et donner à la bouche une direction favorable à son éclairage. Le miroir simple ou concave percé évite tous ces tâtonnements, car on peut voir l'image en haut ou en bas, à droite ou à gauche de son ouverture. Comme le miroir rectangulaire, il doit être placé dans une position inclinée. De son côté, l'observateur doit se tenir très près du miroir s'il veut apercevoir l'image nettement et avec facilité. En se tenant à une distance trop grande, son axe visuel descend au-dessous de la surface réfléchissante et les rayons de l'image laryngoscopique se réfléchissent au-dessus de sa tête. Ne pouvant rencontrer l'image que sur le prolongement des rayons réfléchis par le miroir concave ou par le miroir rectangulaire, c'est de haut en bas qu'il doit regarder le miroir et non horizontalement ou de bas en haut. Plus il sera près de la surface réfléchissante, plus il sera sûr de voir l'image laryngoscopique.

Des deux images. — D'après la description de l'autolaryngoscope, on a dû prévoir que l'éclairage du larynx avec cet instrument se traduisait par deux images : l'une formée par le laryngoscope, l'autre par le miroir concave ou rectangulaire ; celle-ci n'est que la reproduction de celle-là. L'observateur n'aperçoit que celle du miroir placé devant ses yeux. Il lui est impossible de voir directement celle du laryngoscope. Il n'en est pas de même des personnes qui sont autour de lui ; elles peuvent regarder à travers le centre non étamé du réflecteur et reconnaître l'image laryngoscopique. En se plaçant ensuite à côté ou derrière l'observateur, elles pourront encore regarder dans son miroir et distinguer l'image qu'il aperçoit lui-même.

M. Czermak, en indiquant dans une figure la marche des rayons lumineux relatifs à ces deux images, a cherché à justifier son opinion, que « les deux observateurs ne voient jamais absolument la même image dans le miroir laryngien, parce que leurs axes visuels ne forment pas les mêmes angles avec la surface réfléchissante de ce miroir. »

Cette opinion est inexacte, selon nous. S'il est vrai *optiquement parlant et de fait* que les deux observateurs n'ont pas le même rayon visuel, il est également certain *optiquement parlant et de fait* que les deux images sont identiques. La seule différence entre les deux observateurs vient de ce qu'ils peuvent ne voir qu'une portion plus ou moins grande des parties éclairées ; cela est si vrai, que l'un verra très bien le larynx

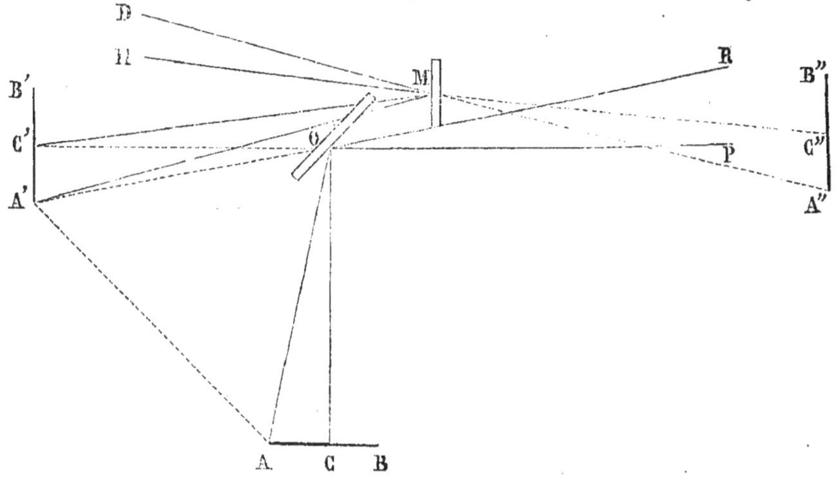

FIG. 5.

éclairé et l'autre ne verra rien et réciproquement. Puisque l'éclairage est réel, les deux images doivent exister de toute manière.

Voici d'ailleurs la preuve que les deux images sont parfaitement identiques :

RO, PO sont des rayons envoyés par le réflecteur sur le laryngoscope O. Ces rayons se réfléchissent et vont éclairer la partie postérieure AC de la glotte AB. La personne qui regardera par le centre du réflecteur verra donc l'image A'C'. Cette image, à son tour, envoie des rayons lumineux sur le miroir placé devant les yeux de celui qui s'examine ; ces rayons lumineux A'M et C'M se réfléchissent de leur côté suivant MD et MH. L'observateur qui regarde dans ce miroir recevra ces rayons réfléchis et verra l'image de A'C' en A''C''. Or je demande maintenant si l'image A''C'' n'est pas identique à A'C' et par conséquent à AC ? Il est donc certain que les deux images sont identiques *optiquement parlant et de fait.*

La figure qui sert à expliquer la proposition de M. Czermak est inexacte ou plutôt incomplète. Elle ne donne, d'une manière imparfaite, que les axes visuels des deux observateurs, axes qui aboutissent en définitive à deux points différents de la glotte. Ces deux axes rencontrent le miroir laryngien au même point. Cependant en haut, en bas, à droite et à gauche de ce point, le miroir peut recevoir des rayons lumineux qui en se réfléchissant donneront lieu à des axes visuels différents par leur direction, mais dont quelques-uns seront susceptibles de se rencontrer en un point donné.

D'un autre côté, le miroir intermédiaire placé devant l'observateur reçoit les rayons de l'image laryngoscopique A'C' et non ceux de la glotte AC comme le donne à entendre la gravure de M. Czermak. Ce sont ces rayons, qui, réfléchis, se dirigent vers l'observateur et constituent son axe visuel.

Du reste, il nous est arrivé de faire observer les deux images par plusieurs personnes, et bien souvent elles n'ont constaté aucune dissemblance. Par conséquent, la différence entre les axes visuels des deux observateurs ne prouve pas qu'ils ne puissent voir une image laryngienne identique, puisqu'il y a symétrie; mais ils peuvent n'en voir qu'une partie. De plus, ils peuvent voir cette portion de l'image dans une direction semblable ou différente, comme on le remarque lorsque, sans rien changer à sa disposition, on fait tourner horizontalement le miroir qu'on a devant les yeux.

La description que nous venons de donner de l'autolaryngoscope suffit pour faire comprendre que cet instrument est plus spécialement destiné aux applications physiologiques qu'à celles de la pathologie. C'est avec lui qu'on a pu déterminer certaines fonctions des organes de la voix plus ou moins bien connues jusqu'à présent. Cette destination et les difficultés inhérentes à son maniement sont les principales raisons qui nous ont fait rejeter le conseil donné aux commençants de débuter par l'autolaryngoscopie. Ce n'est pas que le réflecteur de l'appareil ne pût, à la rigueur, servir aux études laryngoscopiques des malades; mais la destination qu'il a reçue le rend tellement incommode à ce point de vue, que ce serait se créer es difficultés à plaisir.

§ 2

MÉMOIRE SUR LE PHARYNGOSCOPE

RENFERMANT SA DESCRIPTION, SON ORIGINE, SES USAGES SON MODE D'EMPLOI, SON UTILITÉ (1).

Nous avons l'honneur de présenter à l'académie un instrument nouveau que nous appelons *Pharyngoscope,* à cause de sa destination primitive. La simplicité et la facilité avec laquelle on s'en sert le rendent précieux non seulement aux médecins, mais encore aux personnes étrangères à l'art de guérir. Sa description et les gravures ci-jointes seront suffisantes pour faire comprendre son utilité et son importance.

Description. — Le *Pharyngoscope* se compose de deux parties essentielles et d'une troisième secondaire, savoir :

1° *Un miroir plane ou concave,* AB, percé à son centre ou sur tout autre point de sa surface d'une ouverture de 3 à 5 centimètres, et même plus, de diamètre. La forme du miroir est circulaire, elliptique, ovale, quadrangulaire, polygonale, etc. Ses dimensions, comprises ordinairement entre quinze et vingt centimètres, sont très variables. Sa monture en bois, en ivoire, en métal, a la même forme, les mêmes dimensions ou à peu près, et la même ouverture que le miroir qu'elle encadre. Une courte tige-mortaise ou à charnon plein ou échancré, BM, est soudée sur un point quelconque de la circonférence de la monture si le miroir est rond, à l'une de ses extrémités s'il est elliptique ou ovale, au milieu d'un des côtés ou à l'un des angles s'il est quadrangulaire ou polygonal. L'ouverture de cette monture porte le plus souvent un tube de longueur variable, de même diamètre.

2° *Une lentille biconvexe ou loupe* L, en verre, en cristal, etc., à court foyer ; elle est maintenue dans un tube T qui s'emboîte à frottement avec celui de la monture du miroir. Cette lentille est formée d'une seule pièce ou de deux, pleine

(1) Nous donnons ici en entier ce mémoire tel qu'il a été communiqué à l'Institut, le 29 avril 1861 et à l Académie de médecine, le 30 du même mois.

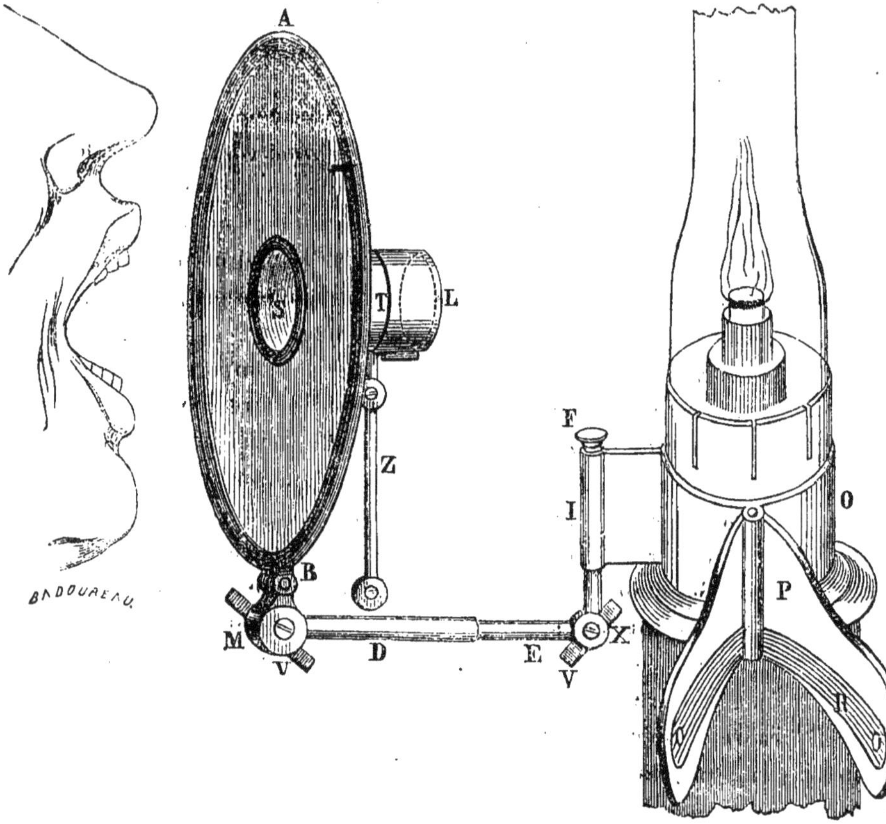

PLANCHE I, FIG. 6.

ou creuse, c'est-à-dire vide et susceptible par conséquent de contenir un liquide transparent ou réfringent, incolore ou diversement coloré, et de constituer une lentille fluide ou verre-ardent. Le tube dans lequel est maintenue la lentille, porte une petite coulisse extérieure qui reçoit la tige Z à deux charnons ou crochets. Cette tige Z permet d'employer la lentille séparément, soit comme loupe, soit pour éclairer le réflecteur dans la laryngoscopie, ou le laryngoscope lui-même.

La lentille L est destinée à concentrer les rayons lumineux

de la flamme d'une bougie, d'une lampe, d'un bec de gaz, etc., à les faire passer par l'ouverture S et à les diriger en faisceau dans la bouche de celui qui se regarde dans le miroir, ou sur toute autre partie du corps visible dans le miroir. Les gencives, les dents, l'intérieur des joues, le palais, l'isthme du gosier, le pharynx, etc., sont ainsi passés en revue avec la plus grande facilité.

3° Une troisième partie secondaire, qui peut être un pied ordinaire à tige mobile (voyez planche II), ou mieux notre *Porte-Pharyngoscope* DO (voyez planche I).

Le *Porte-Pharyngoscope*, appelé aussi *porte-loupe* lorsqu'on emploie la lentille séparément, comprend tantôt deux pièces, tantôt trois. Ce sont : *une pince* PO, *un levier articulé* E F et *un tube à mortaise* DM.

La pince est formée de deux branches courbes d'un côté, droites de l'autre, et réunies par une charnière. Les moitiés courbes O portent un ou plusieurs tubes I, destinés à recevoir une des branches d'un ou de plusieurs leviers et un *porte-écran*. A leur extrémité sont soudés une petite chaîne et son crochet, afin de suppléer à la faiblesse du ressort R et de maintenir le *porte-loupe* solidement fixé sur la lampe, quel que soit le poids du *Pharyngoscope*.

Le levier EF est formé de deux branches réunies à l'aide d'une charnière X. L'extrémité de l'une d'elles est quelquefois terminée par une mortaise dans laquelle on place et l'on fixe, avec la vis V, les charnons de la tige Z ou de celle du miroir.

Le tube DM, intermédiaire au *Pharyngoscope* et au levier dont il reçoit une des branches à frottement dur, est nécessaire lorsque cette branche est dépourvue de la mortaise précédente. Ce tube permet au *Pharyngoscope* d'exécuter toute sorte de mouvements et de prendre toute espèce de positions autour de la flamme ou du foyer de la lampe.

Lorsque le poids du *Pharyngoscope* peut faire craindre que le frottement du tube DM ne lui résiste pas, il faut placer et fixer le charnon supérieur de la tige Z dans la mortaise du tube; de cette manière le *Pharyngoscope* ne peut plus tour-

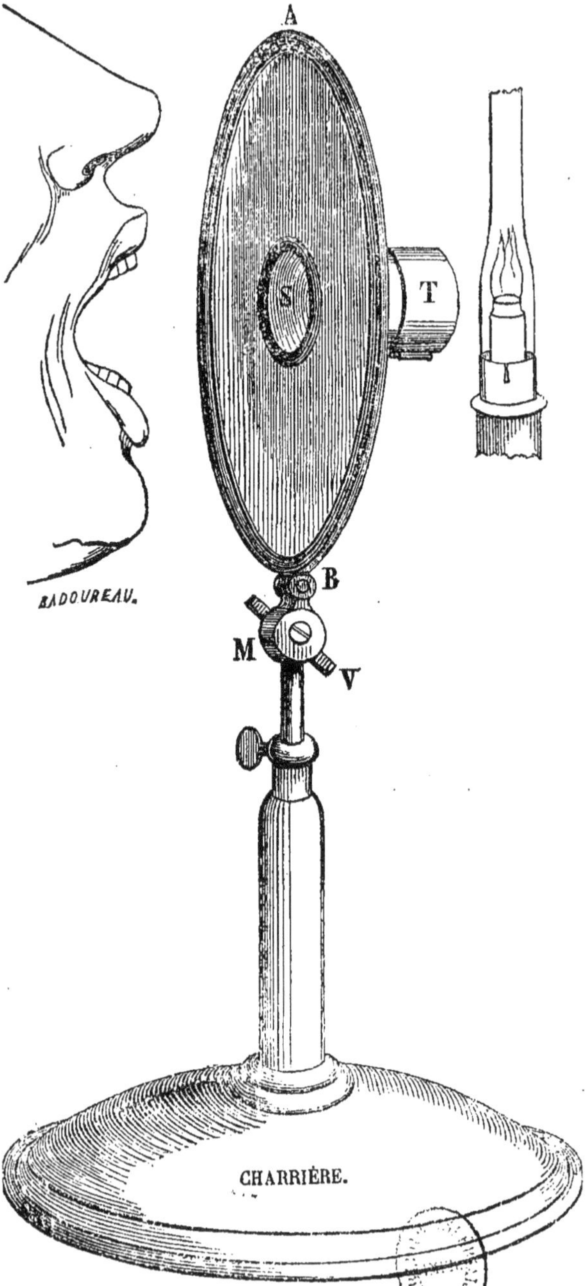

PLANCHE II, FIG. 7.

ner de lui-même autour du tube D M. Une vis de pression remplirait le même but.

Le pied ordinaire, en bois, en ivoire, en métal, etc., a son balustre perforé de haut en bas pour recevoir une tige à une ou à deux charnières. Cette tige à laquelle on adapte le *Pharyngoscope* de la même manière que sur le *Porte-loupe*, permet d'élever ou d'abaisser la lentille jusqu'au niveau de la flamme de la lampe. La double charnière de la tige donne à l'observateur la faculté de rapprocher la lentille de la flamme, lorsque la surface du plateau sur lequel se visse le balustre a trop d'étendue.

Le balustre permet de tenir le *Pharyngoscope* d'une main comme avec un manche. La boîte de l'instrument peut servir aussi de support.

Comme on le voit par cette description, le *Pharyngoscope* est un instrument d'optique. Ses applications sont bien plus nombreuses que ne l'indique son nom. Nous en signalerons quelques-unes, et nous justifierons en même temps sa dénomination.

Origine du pharyngoscope. — Nos études laryngoscopiques nous avaient démontré de bonne heure que leurs progrès, c'est-à-dire leur vulgarisation, seraient très restreints si l'instrumentation n'était pas simplifiée.

Un instrument fondamental, le laryngoscope, était acquis. Son maniement était cependant difficile, parce que le hasard et l'expérience du tâtonnement avaient présidé d'abord à sa confection. Les règles que nous avons établies à cet égard, dans notre *Cours public de Laryngoscopie* (décembre 1860), dans notre communication à l'Académie sur les *Trois modes d'éclairage du larynx*, et dans la *Revue médicale* (janvier 1861), règles basées sur les rapports des organes pharyngo-laryngiens entre eux et avec l'instrument destiné à les éclairer, nous avaient permis d'obtenir des résultats plus faciles et plus sûrs. Nous sommes heureux de constater, d'après la récente publication française de M. Turck, que Vienne et Paris se sont rencontrés sur la nécessité de donner un angle d'ouverture invariable de 120° au laryngoscope. Nous ne savons pourtant pas encore en quoi consistent *les expériences comparatives très nombreuses et très précises* qui ont servi à déterminer *l'angle de jonction* (*angle d'inclinaison de M. Czermak, angle d'ouverture de M. Moura*) du médecin en chef de l'hôpital général de Vienne. L'angle d'ouverture le plus convenable, selon nous, est compris entre 115° et 120°, et non entre 120° et 125°, comme le dit M. Turck.

Ainsi le laryngoscope était devenu un instrument scientifique. Toutefois il fallait l'éclairer d'une manière suffisante pour lui rendre sa valeur. Les lumières artificielles, et encore moins le soleil, quoi qu'on en dise, étaient peu propres à atteindre ce but.

Le réflecteur de M. Czermak fut un premier pas dans cette voie. Les verres ardents, l'ophthalmoscope intervinrent et donnèrent une plus grande intensité à l'éclairage artificiel. Mais tout cela est encore embarrassant, coûteux. Le réflecteur a été d'une utilité incontestable. Nous avions nous-même fait établir un *porte-loupe* qui fait partie aujourd'hui de notre *pharyngoscope*. Jusque-là ces instruments ne servaient qu'à l'examen d'autrui, c'est-à-dire des malades.

M. Garcia avait bien essayé d'étudier sur lui-même les fonctions des diverses parties du larynx. Avec très peu de ressources, il était arrivé à une connaissance assez étendue de ces fonctions. Son procédé était si peu praticable, que personne ne l'avait imité, malgré des promesses hasardées. Le mérite de M. Garcia n'en est que plus réel.

M. Czermak, voulant à son tour étudier ces mêmes fonctions, fit construire un instrument auquel il donna le nom d'*autolaryngoscope*. Cet appareil a eu plus de vogue que de succès. Son maniement présente des difficultés sérieuses. Ses dimensions et les diverses pièces qu'il faut combiner pour l'utiliser, en font un appareil peu commode. Il est aujourd'hui presque entièrement dans l'oubli. (*Voy. sa description*).

Ce sont les défauts de cet appareil qui nous ont conduit à lui substituer notre *Pharyngoscope*, instrument qui n'a aucune ressemblance avec celui de M. Czermak, quoiqu'il remplisse le même but. Ainsi donc, notre *Pharyngoscope* a été institué, dès le principe, pour éclairer le fond de la bouche, c'est-à-dire le pharynx, et par suite le larynx. Telle est l'origine de sa dénomination et de son invention.

Ses usages. — Le premier usage de notre instrument consiste dans l'éclairage du fond de la bouche. En concentrant la lumière sur le pharynx, les amygdales, le voile du palais, etc., il permet au médecin et au malade lui-même de voir dans quel état se trouvent ces organes et de leur appliquer directement, s'il y a lieu, un traitement opportun.

D'un autre côté, le *Pharyngoscope* éclaire le miroir laryngien placé au devant du voile du palais, et l'image du laryngoscope est aperçue directement par le médecin sur son malade, et par celui-ci dans le *Pharyngoscope*. — Enfin cet instrument, par le moyen de sa lentille, peut aussi concentrer les rayons lumineux sur le réflecteur de M. Czermack, placé au devant du front ou des yeux du médecin, et ce dernier dirige la lumière sur le laryngoscope comme par le passé.

Il nous a été facile de prévoir que là ne s'arrêteraient pas les usages du *Pharyngoscope*. En éclairant le pharynx, cet instrument éclaire vivement aussi toutes les diverses parties de la bouche, et en particulier les dents. Ceci est extrêmement important pour le dentiste et pour les personnes qui tiennent, avec beaucoup de raison, à conserver des organes aussi indispensables à la régularité du visage qu'à une bonne digestion des aliments. Les dentistes pourront dorénavant faire toutes les opérations nécessaires à l'entretien des dents, la nuit comme le jour. Le laryngoscope leur servira admirablement de petit miroir pour examiner la face interne des dents. L'éclairage considérable que le *Pharyngoscope* projette sur toute leur surface fait découvrir les plus petites traces de carie situées sur leurs faces latérales correspondantes. Aucun point de leur surface n'échappe en effet à cet examen. Le *Pharyngoscope* grossissant est, dans ce cas, préférable au *Pharyngoscope* ordinaire.

Un autre usage du *Pharyngoscope* est relatif aux soins spéciaux qu'exigent certains organes de la part des malades. Les médecins, mieux que personne, savent combien les femmes ont de la répugnance à se soumettre à un examen des plus désagréables. Nous n'avons pas besoin d'insister sur ce sujet. Il nous suffira de mentionner ici les avantages et l'utilité du *Pharyngoscope* pour tout ce qui concerne ces petits soins de propreté indispensables : les injections, les pansements, les applications de sangsues, de topiques, etc. Les femmes peuvent, au moyen de notre instrument, s'en occuper elles-mêmes avec plus de facilité, et surtout avec plus de sûreté.

Enfin nous nous permettrons d'indiquer aux gens du monde un usage non médical, mais non moins digne d'attention : c'est celui de faire soi-même sa toilette, la nuit, soit au moment de se rendre en soirée, au bal, etc. , soit en voyage. Le *Pharyngoscope* concave ou grossissant est parfaitement approprié pour cela ; il permet de se raser sans difficulté.

Tels sont les principaux usages que nous avons reconnus à notre instrument. Nous n'en signalerons pas d'autre, vu leur importance très-secondaire. Nous devons en ce moment nous occuper de la manière dont on doit se servir du *Pharyngoscope*.

Son mode d'emploi. — Règles générales. — 1° Une lampe étant donnée, placez-la devant vous de manière que sa flamme soit à la hauteur de votre visage et plus particulièrement de votre bouche. Entre la flamme et vous, disposez le *Pharyngoscope* comme l'indiquent les figures ci-jointes. Le miroir AB de l'instrument étant dirigé verticalement, mettez la lentille à 8 centimètres du centre de la flamme et au même niveau qu'elle. Tenez votre bouche, largement ouverte, à dix ou quinze centimètres de l'orifice S. Renversez ensuite votre tête légèrement en arrière et dirigez vos yeux sur la partie du miroir située au dessus de l'orifice, car c'est là que doit apparaître votre bouche vivement éclairée.

2° Ouvrez la bouche le plus que cela vous est possible. Laissez votre langue à sa place naturelle, c'est-à-dire derrière les dents inférieures, et ne la sortez que dans des cas exceptionnels. Respirez ensuite librement, sans contrainte. De temps en temps, faites une grande inspiration à la façon des personnes qui éprouvent le besoin de bâiller, de pousser un long soupir, ou de celles qui étant oppressées, asthmatiques, aspirent l'air frais par de grandes inspirations.

Nous aurions pu certainement nous dispenser de donner la première règle générale, car l'instrument est si simple, son maniement si facile à trouver et à comprendre, que l'on s'en affranchira à mesure qu'on fera usage du *Pharyngoscope*. Les modifications qu'elle subira, suivant le but que l'on voudra atteindre, sont l'affaire de quelques moments. Si l'on veut, par exemple, se regarder dans la partie du miroir située au dessous de l'ouverture S, il suffit d'élever le foyer de la lampe de quelques centimètres, d'éclairer la bouche de haut en bas et non horizontalement, et d'incliner légèrement l'instrument vers soi.

La seconde règle générale est, au contraire, très importante. Il est rare de trouver des personnes qui sachent ouvrir largement le fond de leur bouche. Ce n'est pourtant qu'une affaire d'habitude. Il n'est pas besoin pour cela d'abaisse-langue, de pince-langue, etc. Ceux qui ont, suivant l'expression vulgaire, la langue épaisse, peuvent l'abaisser avec une cuiller ou tout autre instrument approprié. Ils peuvent aussi fixer sa pointe au dehors, entre le pouce et l'index recouverts d'un linge fin. Mais il vaut mieux, en général, s'habituer à ouvrir le fond de la bouche sans avoir recours à ces expédients.

Remarques sur l'emploi du Pharyngoscope. — Le médecin qui veut examiner les dents, la bouche, le larynx de ses malades, doit, en général, se servir de la lentille séparée du miroir AB. La tige Z lui permet de la fixer sur le *Porte-Pharyngoscope* ou sur le pied ordinaire de l'instrument. Un *porte-écran*, dans lequel on fixe une carte, un carré de papier blanc, met ses yeux à l'abri de la lumière. La lentille doit être à environ 10 centimètres de distance de la lampe (qu'il faut placer entre le malade et le médecin). En regardant à droite ou à gauche de la lentille, l'observateur dirige lui-même l'éclairage à son gré, sur les dents, sur le pharynx, et par conséquent sur le laryngoscope. L'intensité des rayons lumineux concentrés par la lentille sert de guide pour déterminer à quelle distance il faut placer la bouche du malade.

Cet examen peut se faire aussi sans séparer la lentille du miroir pharyngoscopique. Le grand diamètre de celui-ci est alors dirigé verticalement. On regarde à droite, à gauche et même au-dessus de l'instrument pendant qu'on dirige l'éclairage sur le pharynx, sur les dents du patient. De son côté, ce dernier s'observe dans le miroir et voit ce qui se passe dans sa bouche.

Au lieu de mettre la lampe entre le malade et l'observateur, celui-ci peut la placer derrière lui, à sa droite ou à sa gauche, selon qu'il le juge à propos. Mais alors la lentille doit être à une moins grande distance de la flamme que tout-à-l'heure, et l'éclairage est moins intense.

Enfin cet examen peut également se faire avec la lumière solaire. Dans ce cas, la lentille devient inutile, et le miroir pharyngoscopique est seul nécessaire. La lumière solaire passe par l'ouverture S du miroir, va éclairer la bouche du malade placé en face du soleil et l'observateur regarde à droite, à gauche, au-dessus ou au-dessous du miroir. Les yeux du malade sont garantis contre les rayons solaires par la surface du miroir lui-même.

Ceux qui veulent éclairer le malade avec le réflecteur de M. Czermak, n'ont qu'à diriger sur ce réflecteur la lumière concentrée par la lentille, comme par le passé.

En terminant ces remarques, nous ferons observer que l'éclairage par la lentille ou par le réflecteur n'est pas seulement applicable à la bouche, aux dents, au pharynx, etc., mais encore aux oreilles, aux organes génitaux, au rectum et à toutes les autres parties du corps.

Utilité du pharyngoscope. — En passant en revue les usages de cet instrument, nous avons fait connaître la plupart de ses avantages. Il en est deux sur lesquels nous insisterons plus particulièrement.

Le premier est relatif aux affections graves de la gorge. Nous savons tous en effet, combien sont dangereuses quelques-unes d'entre elles. Avec quelle promptitude certaines angines, par exemple, n'emportent-elles pas les personnes les mieux constituées pour vivre longtemps! Les malades croient avoir affaire à un mal de gorge simple et il renferme le germe de la mort. Ce qui contribue surtout à ce résultat funeste, ce sont l'ignorance, l'insouciance et la fausse sécurité de ceux qui sont frappés de ces maladies. On attend que le mal disparaisse sans rien faire ou en prenant quelque tisane inoffensive. Un temps précieux s'écoule, le mal s'étend, et il a fait de tels progrès lorsque le médecin est appelé que tous les moyens de traitement sont impuissants à l'arrêter. En mettant entre les mains de tout le monde un instrument des plus simples qui rend si facile l'exploration de la bouche, le malade et les personnes qui l'entourent distingueront eux-mêmes l'angine maligne du simple mal de gorge mieux que par le passé. La vive clarté que projette le *Pharyngoscope* leur montrera les plus *petits dépôts crêmeux* ou pseudo-membraneux qui existent souvent dans le fond de la bouche et les avertira qu'ils ne doivent pas rester dans l'inaction. La présence de glandes douloureuses et gonflées au-dessous de la mâchoire inférieure ne leur laissera aucun doute sur la gravité du mal. En leur signalant ces faits, leur attention se fixera davantage sur leurs résultats, et ils comprendront mieux la nécessité de constater eux-mêmes, de bonne heure, l'état de leur gorge. Sous ce rapport, le *Pharyngoscope* ne peut que rendre moins fréquentes les suites fâcheuses de ces maladies et faciliter l'application des remèdes.

Le second avantage de notre instrument n'a pas encore été signalé par nous. Nous voulons parler de la vulgarisation des études laryngoscopiques. Cette vulgarisation a rencontré, en effet, des obstacles de diverses natures. Nous avons démontré, en faisant connaître l'origine du *Pharyngoscope*, que l'instrumentation laryngoscopique en était encore réduite aux essais. Le laryngoscope seul était devenu un instrument scientifique et pratique à la fois. Mais ce n'était là qu'un élément. La combinaison de la lentille à court foyer avec le miroir est, selon nous, ce qu'il y a de plus heureux pour le spéculum laryngien.

En rendant ces études sur soi-même faciles, indépendantes du jour et de la nuit et du plus ou moins d'adresse de l'observateur, le *Pharyngoscope* devient le véritable complément de ce miroir. Cet instrument renferme à lui seul tous les éléments nécessaires pour un éclairage considérable et peu dispendieux. Ses diverses parties ont un but approprié non seulement à leur ensemble, mais encore à chacune d'elles séparément.

Le *Pharyngoscope* affranchit encore ces études de la présence obligée des malades. Jusqu'à présent on était contraint de porter sur autrui et dans une région peu accessible un instrument que l'on ne connaissait pas soi-même. De là des difficultés très réelles. Aujourd'hui l'élève aura une connaissance complète de la manœuvre avant de l'employer sur le malade. Le *Pharyngoscope* lui permet de s'examiner lui-même sans d'autres difficultés que celles de la susceptibilité de ses organes, et, comme on le dit vulgairement, de l'apprentissage. Il choisira le moment qui lui sera le plus convenable. Il répétera ses exercices aussi souvent qu'il le désirera. Tous les obstacles, en un mot, sont aplanis pour lui.

Afin de généraliser le plus possible ces études, nous avons fait établir des *Porte-Pharyngoscopes* au moyen desquels plusieurs instruments fonctionnent à la fois et avec une seule lampe. Plusieurs personnes peuvent s'examiner; elles s'étudient en même temps, se communiquent mutuellement leurs observations et arrivent très vite à posséder l'expérience nécessaire à ce genre d'exploration.

Tels sont, en résumé, les divers avantages de notre *Pharyngoscope*.

Examen
des malades au moyen du Pharyngoscope.

Nous n'avons pas beaucoup insisté, dans le Mémoire précédent, sur la principale différence qui existe entre le *Pharyngoscope* et les autres instruments d'éclairage.

Cette différence, il est vrai, est trop manifeste pour n'avoir pas été aperçue par la seule description de l'instrument. Mais ce qu'on n'a pu comprendre aussi bien, ce sont les modifications que cette différence entraîne dans l'éclairage du miroir laryngien chez le malade.

Nous avons vu au commencement de ce Cours, que le réflecteur concave de M. Czermack avait été le véritable instrument éclaireur du laryngoscope sur autrui. Ce réflecteur se mettait au-devant des yeux ou mieux au-devant du front du médecin. Les rayons lumineux projetés sur le miroir laryngien formaient, en se réfléchissant vers la glotte, un angle dont le plan se confondait avec le plan vertical antéro-postérieur qui passe par la ligne médiane du tronc. Le rayon visuel de l'observateur se trouvait lui-même dans ce plan médian. De sorte que le plan vertical de la glotte comprenait à lui seul les rayons incidents et réfléchis, la glotte et son image, le rayon visuel du médecin.

Lorsque l'éclairage se fait avec le *Pharyngoscope*, le réflecteur est remplacé par la lentille de l'instrument. Le miroir laryngien reçoit directement les rayons lumineux concentrés par la lentille. Le médecin voit par conséquent avec ses deux yeux l'image laryngienne ; mais son rayon visuel ne se trouve plus dans le plan vertical que les rayons incidents, à moins qu'il ne regarde au-dessus de la lentille.

Nous avons dit que cet éclairage pouvait se faire en plaçant la lentille, c'est-à-dire la lampe, soit entre le malade et le médecin, soit en arrière et sur la droite ou sur la gauche de ce dernier.

Avant d'aller plus loin nous allons rappeler en peu de mots

4

quelques-unes des propriétés de la lentille bi-convexe, par rapport à la lumière, car on ne pourrait pas bien se rendre compte, sans cela, de l'importance de l'éclairage lenticulaire ou *par concentration*.

Toute lentille bi-convexe, d'après les lois de l'Optique, a un axe principal et des axes secondaires en nombre indéterminé; elle a aussi un foyer principal et des foyers secondaires en nombre indéterminé également.

L'axe principal est une ligne droite imaginaire qui passe par le centre de la lentille et qui est perpendiculaire à son diamètre. Toutes les autres lignes qui passent par ce centre et rencontrent obliquement la première sont des axes secondaires.

Le foyer principal est le point de l'axe principal où viennent se réunir les rayons concentrés par la lentille et qui renrencontrent d'abord celle-ci parallèlement à cet axe. Tous les autres foyers qui se forment en deçà ou au-delà de ce point sont des foyers secondaires.

Le foyer principal d'une lentille est déterminé par le plus ou moins de convexité de sa surface ; plus cette convexité sera prononcée, plus le foyer principal se rapprochera de la lentille et réciproquement.

Or, la lentille du *Pharyngoscope* a un foyer de 7 à 10 centimètres environ. Nos expériences nous ont appris que c'était le plus propre à atteindre le but de notre instrument. Entre ce foyer et la lentille, il existe d'autres foyers qui n'ont aucune importance pour l'éclairage. Les foyers secondaires qui se forment au contraire, au-delà du foyer principal sont précisément ceux qui constituent cet éclairage. Ces foyers s'obtiennent à volonté et à la distance que l'on veut, en éloignant ou en rapprochant simplement la lentille de la flamme de la lampe ; mais il ne faut jamais qu'il y ait moins de sept centimètres entre l'une et l'autre. Lorsque la lentille est à cinq, six et même sept centimètres de la flamme, l'éclairage qui en provient est divergent, très étendu en largeur, très rapprochée du miroir et très convenable pour soi-même, pour sa toilette, pour ses dents, etc.; mais il ne peut servir pour l'examen des malades.

Lorsque nous voulons examiner un malade atteint d'une affection des voies laryngiennes nous le soumettons, àl'exploration laryngoscopique pour déterminer : 1° la nature et le siége de son mal ; 2° le traitement approprié à sa guérison.

Eh bien, le *Pharyngoscope* nous permet cette exploration de deux manières : dans l'une nous disposons la lentille entre le malade et nous, dans l'autre nous nous plaçons nous-même entre la lentille et le malade.

Quand nous mettons la lentille ou le *Pharyngoscope* entre nous et le malade, nous la fixons à dix centimètres environ de la flamme de la lampe. Le fond de la bouche du malade peut alors êtr éclairée sur un espace de plus de 10 à 15 centimètres en ligne droite. Nous voyons l'image laryngoscopique en regardant de chaque côté de la lentille ou bien par-dessus; dans ce dernier cas, un écran met nos yeux à l'abri de la chaleur et de la lumière de la flamme et le verre de la lampe est le seul obstacle qui gêne quelque peu notre vision.

Si nous mettons la lentille à entre 8 et 9 centimètres de la flamme, le foyer lumineux s'éloigne de l'instrument et l'image de la flamme apparaît à 70, 80 centimètres et même plus de la lentille. Nous sommes, en conséquence, obligé de porter la lampe en arrière de nous si nous voulons examiner le malade avec le *Pharyngoscope*. C'est donc entre 70 et 80 centimètres que nous plaçons notre malade. On voit par là combien nous avons de l'aisance pour éclairer sa bouche et le laryngoscope, pour nous livrer en toute liberté à notre exploration et pour appliquer, s'il y a lieu, un traitement local approprié.

Les réflecteurs ne présentent pas de tels avantages, à moins qu'on n'en ait un certain nombre à sa disposition et que leurs foyers soient différents.

Dans cette dernière position de la lentille, la lumière concentrée passe au dessus de notre épaule gauche, ou de notre épaule droite, à notre gré, et nous tenons indifféremment le miroir laryngien avec notre main droite ou notre main gauche.

Si nous plaçons la lentille à 12, 15 centimètres de la flamme, le foyer lumineux revient sur ses pas et se rapproche successivement du foyer principal jusqu'à ce qu'il se confonde avec lui.

On voit, par ce qui précède, que les deux positions principales du Pharyngoscope indiquées plus haut peuvent servir, l'une et l'autre, à la détermination du diagnostic des maladies et à l'application de leur traitement local. Toutes les deux ne sont pas cependant avantageuses au même degré.

La première produit un éclairage peu étendu, très limité, très intense, et qui est identique à celui que produisent les miroirs réflecteurs ou concaves. Elle ne laisse pas toutefois au médecin une liberté aussi complète dans ses mouvements et dans l'application directe des instruments et des remèdes.

La seconde éclaire plus que suffisamment le laryngoscope et sur une étendue très considérable. La grande distance à laquelle se forme le foyer lumineux permet au médecin de se livrer à toute opération opportune. Nous préférons cette seconde position toutes les fois que nous devons porter dans les voies pharyngo- laryngiennes un instrument tranchant ou un remède énergique. D'un autre côté, la lampe étant derrière nous, nous ne craignons pas que le malade la renverse en faisant un mouvement brusque.

La première position nous sert à déterminer la nature et le siége de la maladie, et souvent aussi pour appliquer certains moyens locaux.

Quand on éclaire le larynx des malades au moyen de notre instrument, il semble, au premier abord, à ceux qui ont fait usage du réflecteur, que cet éclairage doit présenter quelques-unes des difficultés dont nous avons parlé au commencement de ce Cours. Eh bien, ces difficultés sont plus apparentes que réelles, parce que l'angle d'ouverture de 120e du laryngoscope et le mode d'éclairage que nous employons nous permettent de les éviter. On pourrait les craindre si la surface réfléchissante du miroir n'avait que quelques millimètres d'étendue, et, en pareille circonstance, le réflecteur lui-même ne saurait y rémédier. Cette surface s'étend toujours plus ou moins au delà de la ligne médiane du pharynx.

Avant de procéder à l'exploration laryngoscopique chez un malade dont nous éclairons le pharynx avec la lentille, nous lui recommandons de s'exercer quelques instants avec notre instrument, et de chercher à bien ouvrir de lui-même le fond de sa bouche. Nous évitons de faire un examen immédiat si nous ne voyons pas des motifs suffisants pour réussir dès les premières fois. Le malade, d'ailleurs, se prête de bonne grâce, et il est quelquefois très surpris de voir avec quelle facilité il parvient à voir le fond de sa gorge avec le miroir du *Pharyngoscope*.

Lorsque nous ne voyons pas d'obstacle sérieux, nous procédons à l'exploration, en dirigeant le faisceau lumineux de haut en bas sur le laryngoscope. Le malade est directement en face de nous, et il est assis sur un siége moins élevé que celui que nous occupons nous-même. Ces conditions sont très favorables à une inspection immédiate et complète des organes.

CHAPITRE V.

DE LA RHINOSCOPIE ET DE LA TRACHÉOSCOPIE.

§ 1.

M. Czermak avait d'abord indiqué que le laryngoscope pouvait être employé pour éclairer la partie supérieure du pharynx et en donner l'image à l'observateur. Plus tard, il a démontré sur lui-même que cet instrument était propre à la laryngoscopie et à la rhinoscopie en même temps. Le procédé d'éclairage du larynx est applicable, en effet, à l'arrière-cavité des fosses nasales. M. le docteur Semeleder a plus particulièrement mis en pratique l'exploration rhinoscopique pour les maladies qui siégent dans cette région. Il nous a permis lui-même de prendre copie de ses dessins remarquables et inédits, concernant l'état normal et l'état pathologique de l'arrière-cavité. Nous en donnons ici quelques-uns et nous saisissons en même temps cette occasion pour le remercier de son témoignage de confiance à notre égard.

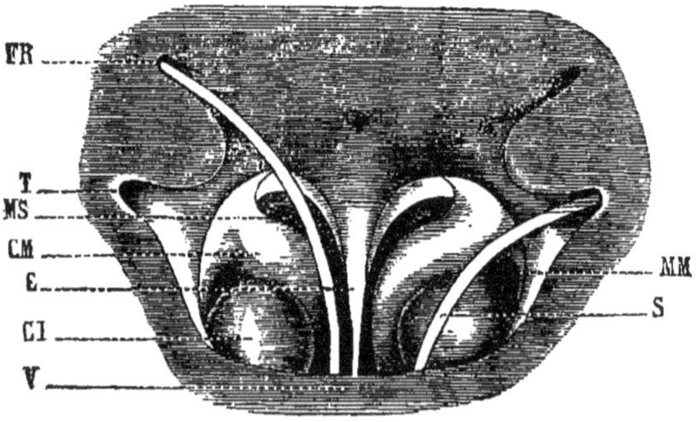

FIG. 8.

FR, Fossette de Rosenmuller. T, Trompe d'Eustache. MS, Méat supérieur. CM, Cornet moyen. MM, Méat moyen. C, Cloison. CI, Cornet inférieur. V, Voile du palais. S, Sonde courbe.

La figure V représente l'image rhinoscopique de la paroi antérieure de l'arrière-cavité des fosses nasales. On y voit la cloison médiane qui est assez souvent renflée à son tiers inférieur, comme nous l'avons observé sur nous-même. En haut, immédiatement au-dessous de la voûte des deux orifices, on aperçoit le méat supérieur, puis le cornet moyen, le méat moyen et enfin le cornet inférieur qui apparaît de chaque côté sous la forme d'une tumeur arrondie assez prononcée.

Sur les deux parois latérales de cette arrière-cavité, on distingue une échancrure creusée dans une saillie plus ou moins visible et d'une teinte jaune rougeâtre ; c'est le pavillon ou l'orifice de la trompe d'Eustache. Cet orifice n'a pas une position constante relativement aux parties voisines. Ordinairement il est situé à 2 ou 3 millimètres au-dessus du cornet inférieur ; il descend quelquefois plus bas, et d'autres fois il est placé à 5, 6, 7 millimètres plus haut. Dans la figure 6 cette élévation est exagérée par la position presque horizontale sous laquelle on aperçoit l'image dans le rhinoscope.

Au-dessus et en arrière de la trompe d'Eustache, au point de réunion des parois latérale, postérieure et supérieure, il existe une dépression qui a reçu le nom de fossette de Rosenmuller. M. le docteur Semeleder a fait ajouter au dessin deux sondes ou stylets recourbés qui s'engagent l'un dans le pavillon et l'autre dans la fossette, afin de montrer comment le cathétérisme de la trompe peut induire en erreur celui qui le pratique, et lui faire croire qu'il est dans le conduit pharyngien, de l'oreille tandis qu'il n'y est pas. C'est dans les fossettes de Rosenmuller ou dans son voisinage que viennent s'implanter souvent les polypes de cette région.

De l'arrière-cavité des fosses nasales. — L'arrière-cavité des fosses nasales, représente d'une manière imparfaite, un prisme rectangulaire oblique dont les faces supérieure et inférieure sont inclinées d'avant en arrière, et de haut en bas. La paroi antérieure, dont nous venons de parler à l'instant, est représentée par les deux orifices postérieurs des fosses nasales ; elle est située sur un plan à peu près vertical. Sa hauteur varie depuis 12 jusqu'à 25 et même 30 millimètres, et sa largeur est comprise entre 25 et 30 millimètres. Sa paroi postérieure ou pharyngienne peut avoir jusqu'à 50 millimètres en hauteur comme en largeur. Sa paroi inférieure, formée par la face supérieure du voile du palais, est inclinée de haut en bas et d'avant en arrière.

Etroitesse du diamètre antéro-postérieur. — Le diamètre antéro-postérieur du *cavum nasale* n'a que 20 millimètres environ, tandis que celui de la portion buccale ou moyenne du pharynx est de 50 millimètres. Si à cela nous ajoutons l'inclinaison en arrière du voile du palais, nous trouverons que ce diamètre va en diminuant, en descendant vers la luette. De sorte que l'espace qui doit donner accès aux rayons réfléchis par le miroir rhinoscopique est très étroit d'avant en arrière, tandis qu'il a deux et trois fois plus d'étendue transversalement. Il résulte de ces dispositions que le rhinoscope devant être en rapport avec ces dimensions, son miroir aura une forme elliptique et sa tige sera soudée sur l'un des côtés de celui-ci. De là encore la nécessité d'agrandir le diamètre antéro-postérieur, en soulevant en avant et en haut le voile du palais au moyen d'un releveur, d'une spatule étroite et recourbée légèrement à son extrémité ou encore du pince-luette de M. Turck.

Rapports d'inclinaison des parois du cavum nasale. — Lorsqu'on veut procéder à l'exploration rhinoscopique d'une personne, on la fait asseoir en face de soi comme pour la laryngoscopie. Elle a la tête inclinée en arrière et la bouche largement ouverte. Dans cette position, la voûte palatine est inclinée de haut en bas et d'avant en arrière; elle forme avec la surface horizontale de la langue ou le plancher de la cavité buccale un angle d'environ 20 à 30 degrés. — La paroi postérieure ou pharyngienne de l'arrière-cavité se trouve inclinée, à son tour, de la même quantité que la voûte du palais sur le plan horizontal de la surface de la langue; de sorte que l'angle formé par cette paroi et ce plan est d'environ 120°. — La paroi supérieure ou crânienne, étant déjà inclinée d'avant en arrière et de haut en bas lorsque la bouche est fermée et horizontale, se trouve de son côté, bien plus inclinée encore dans le cas présent; elle tend, par conséquent, à se rapprocher de la direction verticale; aussi n'en est-elle que plus difficile à éclairer. — Quant à la paroi antérieure, représentée par les deux orifices postérieurs des fosses nasales, elle prend une inclinaison de 20° à 30° comme la voûte palatine avec laquelle elle forme un angle droit ou de 90° environ. Enfin la paroi inférieure ou le voile du palais, déjà très incliné naturellement, s'est redressée et a pris une inclinaison plus favorable à l'éclairage.

D'après ce qui précède, l'angle d'ouverture du rhinoscope devrait varier suivant la paroi que l'on désirerait éclairer. Or, l'orifice postérieur des fosses nasales et la paroi supérieure de l'arrière-cavité sont sans contredit, avec les parois latérales, les parties les plus importantes au point de vue pathologique. L'angle d'ouverture du rhinoscope doit donc permettre leur éclairage avant tout. Puisque la paroi antérieure est inclinée de 20° à 30° lorsque la bouche est ouverte, l'angle de 120° représente à peu près la limite de l'angle que les rayons incidents et les rayons réfléchis doivent former entr'eux pour éclairer cette paroi. Un angle plus grand sera nécessaire pour éclairer la paroi supérieure. Le sommet de cet angle devant reposer sur la surface réfléchissante du miroir, on voit que nos laryngoscopes dont l'angle d'ouverture est de 120° ne sauraient permettre cet éclairage; c'est pour cela que nos rhinoscopes elliptiques ont un angle de 140° à 150° d'ouverture. Cet angle est celui que l'expérience nous a démontré le plus convenable pour l'exploration de l'arrière-cavité des fosses nasales.

Le procédé d'éclairage de cette région étant le même que celui du larynx, nous n'avons point à le décrire de nouveau. Nous ferons observer toutefois, que la tige de l'instrument est ici placée en bas, sur la langue; la main de l'observateur qui tient le miroir étant au-devant de la bouche et pouvant intercepter la marche des rayons lumineux, ceux-ci doivent pénétrer dans la bouche obliquement de haut en bas plutôt que parallèlement à la tige.

Ce qui gêne le plus l'observateur qui procède à cet éclairage, c'est la luette. Cet appendice se place au-devant du miroir et empêche de voir l'image. Le releveur de la luette, dont nous avons parlé plus haut, ne permet de la soulever avec le voile du palais que lorsque la personne s'est habituée à son contact. Ceci ne manque pas d'offrir des difficultés graves dont on ne triomphe que peu à peu. (*Voy. plus loin le Pince-luette.*)

Pour faciliter l'éclairage du *cavum nasale*, M. Czermak se sert d'un instrument en forme de tube que nous ne connaissons que par la description qu'il en a donnée dans sa brochure. N'ayant pas eu cet instrument entre nos mains, nous ne pouvons que le mentionner ici. Jusqu'à présent nous n'en avons pas reconnu la nécessité. Nous n'avons pas besoin d'ajouter que pour faire des études rhinoscopiques sur soi-même, on fait usage du Pharyngoscope de la même manière que pour l'auto-laryngoscopie.

§ II.

De la trachéoscopie. — Nous n'avons que peu de chose à dire sur l'éclairage de la partie inférieure ou sous-glottique du larynx et de la trachée.

M. le docteur Neudœrfer est celui qui a cherché le premier à appliquer à la trachée le procédé d'éclairage du larynx. Il a fait construire une canule dans ce but, et il a fait ses épreuves sur le cadavre. M. Czermak a employé ce moyen sur deux malades opérés de la laryngotomie. Voici comment il s'y est pris.

Au lieu de la canule ordinaire, M. Czermak s'est servi d'une canule dont la paroi supérieure est largement fenêtrée et permet, lorsqu'elle est placée dans la trachée, l'éclairage de la partie sous-glottique du larynx. Le malade respirait avec cette canule sans trop de gêne. M. Czermak a pris ensuite un petit miroir métallique (celui que nous avons a de huit à neuf millimètres de diamètre, et il est soudé à une tige courte et brisée); il l'a fait chauffer et il l'a introduit dans la canule de manière à le faire engager, en partie, dans sa fenêtre. La surface réfléchissante était tournée en haut dans une inclinaison convenable. En concentrant à l'aide d'un réflecteur concave la lumière d'une lampe sur le miroir, il a obtenu l'image de la surface malade et il a pu se rendre compte de la nature de la maladie et du siége qu'elle occupait.

Le petit miroir, lorsqu'il est placé dans la canule, gêne sensiblement la respiration, mais pas assez pour empêcher l'exploration trachéale. De plus, comme ses dimensions sont exiguës, il se refroidit très vite; de sorte qu'il faut le réchauffer fréquemment. Pour éviter cet inconvénient, et par suite celui de la condensation de la vapeur de l'air expiré, M. Czermak recouvre le miroir d'une couche très mince d'une solution de gomme, qui maintient, dit-il, la netteté de l'image pendant un temps suffisant. N'ayant pas eu occasion de faire usage de ce procédé, nousnous contenterons de ce court aperçu sur ce sujet (1).

CHAPITRE VI.

LARYNGOSCOPIE PHYSIOLOGIQUE.

Avant de faire connaître quelques-unes des applications du laryngoscope, nous allons donner une idée de l'état normal de la région pharyngo-laryngienne vue par sa face postérieure. On comprendra plus facilement ainsi les fonctions de ses diffé-

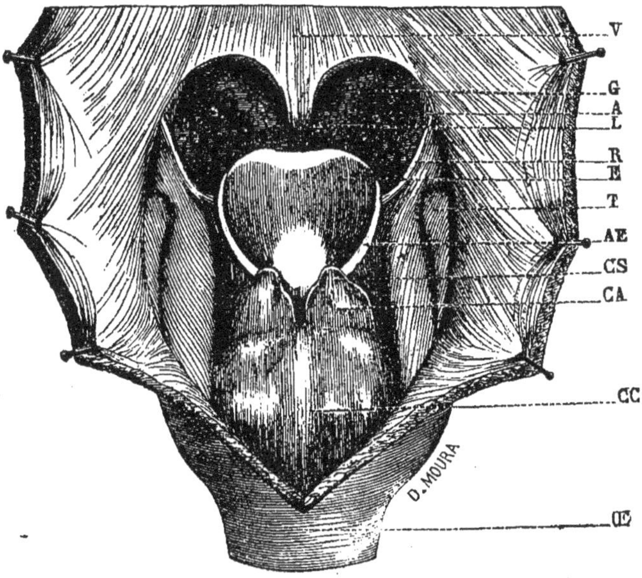

FIG. 9.

(1) Voyez plus loin notre analyse de la *Méthode pratique de Laryngoscopie*, chapitre X, par M. le docteur Turck.

rentes parties et les images diverses que le miroir laryngien nous en transmet.

Appareil de la voix.—Lorsqu'on a divisé le pharynx sur le milieu de sa paroi postérieure de haut en bas et que ses deux moitiés ont été écartées de chaque côté, l'appareil vocal se présente sous un certain aspect figuré dans la gravure ci-jointe.

Au-dessus du larynx on aperçoit d'abord la face postérieure du voile du palais V, et son appendice ou la luette L; son bord libre concave cordiforme, descend de chaque côté, sur la paroi pharyngienne et prend le nom de pilier postérieur de l'isthme du gosier. Au-dessous de ce bord, c'est-à-dire de la partie supérieure de l'isthme, apparaît la base de la langue G, avec ses glandules et papilles. En dehors de cet organe, on voit les amygdales A, cachées en partie par les piliers postérieurs.

Le plancher sus-épiglottique, le ligament ou repli glosso-épiglottique ne sont pas accessibles à la vue. L'épiglotte E, nous montre sa face laryngienne avec sa convexité inférieure très-prononcée. De chaque côté de son bord libre partent deux replis : l'un, R, se porte vers le pharynx et prend le nom de repli pharyngo-épiglottique ; il devient presque horizontal pendant la phonation et à un certain moment de la déglutition ; l'autre, AE, se dirige en bas et en arrière ; il se termine par deux éminences situées près de la ligne médiane et formées par les cartilages de Santorini CS. Ceux-ci surmontent deux renflements CA, constitués par les cartilages aryténoïdes et placés, à leur tour, au-dessus du cartilage cricoïde dont on aperçoit la moitié postérieure CC. En dehors de tous ces cartilages et replis, on remarque le bord postérieur T du cartilage thyroïde et la paroi du pharynx fixée par des épingles.

L'épiglotte, les ligaments aryténo-épiglottiques et les cartilages aryténoïdes forment ensemble une sorte d'entonnoir dont l'orifice supérieur est oblique de haut en bas et d'avant en arrière et dont l'orifice inférieur, bien plus étroit et plus petit, est horizontal. De sorte que la paroi postérieure ou aryténoïdienne de ce conduit ou *vestibule* du larynx offre très peu d'étendue comparativement à sa paroi antérieure ou épiglottique.

L'orifice supérieur du vestibule laryngien est à peu près triangulaire à l'état de repos ; il devient ovalaire et même elliptique pendant la phonation. C'est l'orifice sus-glottique ou supérieur du larynx.

L'orifice inférieur ou glottique ne se voit pas dans la figure ci-dessus. Ses modifications pendant la phonation sont beaucoup plus prononcées et plus nombreuses que celles de l'orifice supérieur.

Enfin, entre le vestibule du larynx et la paroi pharyngienne, il existe un espace vide qui s'étend en bas jusqu'à la partie inférieure du cartilage cricoïde et qui constitue ce qu'on a appelé *les gouttières latérales* du pharynx. Le vestibule laryngien est par conséquent comme enchâssé dans un conduit plus grand et surtout plus élastique formé par le pharynx.

Observations anatomo-physiologiques. — M. Czermak, ayant étudié les dispositions des organes de l'appareil de la voix pendant la respiration, a reconnu, à l'aide du laryngoscope, que l'espace bucco-pharyngien se réduit à mesure qu'on ferme la bouche. En laissant celle-ci entr'ouverte de manière à apercevoir seulement l'image laryngoscopique du fond de la gorge, il a constaté sur lui-même, que l'épiglotte se met en contact avec la paroi pharyngienne postérieure par les extrémités de son bord libre; qu'elle laisse un espace vide, étroit, *une fente elliptique,* entre le milieu de ce bord et le pharynx; que deux autres espaces vides existent sur les côtés entre la paroi pharyngienne et les deux replis ou ligaments aryténo-épiglottiques. C'est par ces trois espaces vides que l'air inspiré pénètre, dit-il, dans le larynx et de là dans la poitrine.

Désirant vérifier les remarques précédentes de M. Czermak, nous avons étudié les dispositions qu'affectent les différentes parties du larynx dans les mêmes circonstances. Quelque peu entr'ouverte que nous ayons laissé notre bouche, nous n'avons jamais pu observer un véritable contact du bord libre de l'épiglotte avec le pharynx dans les conditions indiquées ci-dessus. Nous avons toujours constaté un espace vide entre la paroi pharyngienne et toute l'étendue de l'orifice supérieur de larynx. Cet espace offrait, dans l'image du laryngoscope les ondulations de cet orifice ; il était très étroit sur les côtés du bord libre de l'épiglotte, plus large vers son milieu et au niveau des replis ary-épiglottiques.

Cette différence tiendrait-elle à une disposition particulière de nos organes? Nous ne le pensons pas. Elle nous a paru dépendre de la position que prend la base de la langue pour permettre la vision de l'image laryngoscopique. Lorsque la langue est maintenue naturellement et sans effort derrière les dents de la mâchoire inférieure, telle qu'elle est quand la bouche est simplement entr'ouverte, sa surface se creuse d'avant en arrière pendant l'inspiration. L'épiglotte pendant ce temps reste complètement isolée. Mais pour peu qu'on déprime la base de la langue, ce qui arrive quand on ouvre la bouche plus qu'il ne faut, l'épiglotte est repoussée ou abaissée ; son bord libre se rapproche de la paroi du pharynx et peut faire croire à leur contact si l'on s'en tient à une observation superficielle. Ce contact ne saurait d'ailleurs exister pendant la respiration tranquille, c'est-à-dire lorsque la bouche est fermée, car alors la langue s'élève jusqu'à la voûte du palais et entraîne par conséquent le bord libre de l'épiglotte en haut et en avant.

L'espace vide que nous avons vu exister entre le milieu de ce bord et le pharynx laisse apercevoir profondément, ainsi que l'a très bien remarqué M. Czermak, « un bourrelet transversal de la muqueuse, de couleur rougeâtre. » Ce bourrelet dont la base s'applique en arrière et en bas contre la paroi pharyngienne, est comme échancré au milieu. Cette échancrure est plus prononcée pendant l'inspiration que pendant l'expiration, à cause de l'écartement des cartilages aryténoides dans le premier cas et de leur rapprochement incomplet dans le second. De chaque côté de l'échancrure, on aperçoit un renflement pisiforme qui correspond au cartilage de Santorini et qui suit tous les mouvements aryténoidiens. Le bourrelet muqueux dont nous venons de parler constitue la portion postérieure de l'orifice supérieur du larynx; il sert d'intermédiaire aux deux replis ary-épiglottiques. L'intervalle compris entre ce bourrelet et la paroi du pharynx représente la partie postérieure des gouttières latérales qui conduisent à l'œsophage.

Pendant la respiration tranquille les deux cartilages corniculés ou de Santorini exécutent des mouvements l'un vers l'autre au moment de l'expiration, sans toutefois se mettre en contact. Ils s'éloignent au contraire dès que l'inspiration, quelque légère qu'elle soit, s'effectue. On peut distinguer en même temps des mouvements similaires, quoique très légers, dans l'épiglotte ; ainsi son bord libre se relève pendant l'expiration, tandis qu'il s'abaisse pendant l'inspiration.

Les autres parties du vestibule laryngien sont cachées par l'épiglotte. Pour les découvrir et les éclairer, il faut éloigner celle-ci de la paroi postérieure du pharynx en faisant une grande inspiration et en ouvrant la bouche largement. On remarque alors au fond du vestibule laryngien et au-dessous de lui, la paroi antérieure de la trachée et ses anneaux avec leur face interne rougeâtre et concave. Entre chaque anneau on distingue une saillie étroite, concave également, d'un jaune rougeâtre et qui correspond aux intervalles remplis par le tissu jaune élastique.

Au-dessus de la trachée apparaissent, à droite et à gauche, les deux cordes vocales inférieures avec leur aspect d'un blanc légèrement jaunâtre ou rosé qui contraste avec le fond obscur du tuyau trachéal ; leur teinte blanche est parfois brillante et comme nacrée, principalement pendant la phonation. Dans la figure 3 on n'en voit que la moitié postérieure ; leur éloignement est tel qu'elles semblent parallèles.

Immédiatement au-dessus et en dehors des cordes vocales inférieures, on observe une ligne horizontale sombre et même noire qui indique la place des deux ventricules de Morgagni ; cette ligne est plus apparente lorsque les cordes vocales se rapprochent.

Au-dessus de la ligne des ventricules on remarque un renflement muqueux, rosé, qui s'étend d'avant en arrière. Sa face supérieure, inclinée de dedans en dehors et de bas en haut, se continue insensiblement avec le repli aryténo-épiglottique et forme ainsi la paroi latérale de l'entonnoir ou vestibule laryngien. C'est la corde vocale supérieure. Chez certains animaux, le cochon par exemple, elle reçoit un faisceau très développé du muscle thyro-aryténoïdien; elle doit sans aucun doute participer à la formation de ses cris et de ses grognements.

Dans ses observations physiologiques sur la voix de l'homme, M. Garcia parle d'un muscle assez grêle qui correspond à chaque corde vocale supérieure et recouvre entièrement à *l'extérieur* l'extrémité supérieure du muscle thyro-aryténoïdien (1). Toutes nos recherches ont été jusqu'à présent infructueuses pour découvrir ce muscle chez l'homme.

Entre le bord libre de l'épiglotte et les cartilages corniculés s'étendent les replis aryténo-épiglottiques recouverts par la muqueuse laryngienne. La partie antérieure de ces replis est cachée sous l'épiglotte. Leur partie postérieure présente ordinairement un petit renflement situé à côté et en dehors des cartilages de Santorini; il est dû à la présence d'un ou plusieurs nodules cartilagineux superposés et logés dans l'épaisseur du repli; ce sont les cartilages de Morgagni et de Wrisberg, les cartilages cunéiformes de Meckel.

La face externe ou latérale de l'entonnoir laryngien est séparée de la paroi du pharynx par une cavité assez profonde qui s'étend en avant derrière le cartilage thyroïde, où elle se termine en cul de sac; la cavité droite se continue en gouttière avec celle de gauche en arrière des cartilages aryténoïdes et cricoïde. Ce sont les deux gouttières latérales du pharynx qui, par leur réunion, forment une cavité en fer à cheval, à concavité antérieure; elles sont limitées en avant et en haut par le repli pharyngo-épiglottique qui les sépare du plancher sus-épiglottique.

Le fond de ces gouttières latérales est divisé, en deux ou trois compartiments appelés *fossettes naviculaires* de Petz,

(1) *Notice sur l'invention du Laryngoscope par M. Paulin Richard*, 1861.

par un ou deux petits replis muqueux qui vont d'une paroi à l'autre, et qui sont très visibles au moment de la phonation.

Enfin la base de la langue et le bord libre de l'épiglotte sont séparés par une surface libre, inclinée et concave de bas en haut et d'avant en arrière, convexe transversalement. C'est le plancher sus-épiglottique. Cette surface, qui n'est autre que la face antérieure de l'épiglotte, est divisée par le repli glosso-épiglottique en deux moitiés qui aboutissent au dessous de la base de la langue à deux fossettes plus ou moins profondes appelées fossettes sus-épiglottiques ou glosso-épiglottiques. Nous ferons connaître plus tard les fonctions de ce plancher, ainsi que celles des gouttières latérales.

Toutes les différentes parties de l'appareil de la voix situées au-dessus de la glotte sont bien plus faciles à distinguer pendant la phonation que pendant la respiration. Le tube trachéal ne s'aperçoit bien, au contraire, que pendant l'inspiration.

La glotte est largement ouverte pendant l'inspiration. — « Au moment où le sujet sur lequel on expérimente prend « une inspiration profonde, dit M. Garcia, l'épiglotte se trouvant redressée, laisse apercevoir la série des mouvements « suivants : les cartilages aryténoïdes s'écartent par un mouvement latéral extrêmement libre ; les ligaments supérieurs « s'effacent contre les ventricules ; les ligaments inférieurs, « bien qu'à un moindre degré, se retirent aussi dans ces mêmes « cavités, et la glotte, large, béante, se présente dans des « dimensions telles qu'on découvre en partie les anneaux de « la trachée. Malheureusement, ajoute t-il, quelque adresse « que l'on mette à disposer les organes, et en supposant le « succès le plus complet, le tiers antérieur de la glotte au « moins reste masqué par l'épiglotte. »

Aujourd'hui M. Garcia est sans nul doute convaincu de la possibilité de voir le tiers antérieur de la glotte. Nous l'avons d'ailleurs vérifié sur nous-même et sur nos malades, tout comme M. Czermak. Pour arriver facilement à éclairer et à voir l'angle antérieur de la glotte, il est un *modus faciendi* qui ne se comprend bien qu'en l'exécutant soi-même. Il consiste à porter en avant la mâchoire inférieure par un mouvement horizontal, pendant que l'on ouvre largement la bouche. On aperçoit ainsi d'une manière parfaite l'angle glotto épiglottique. L'ouverture de la glotte au moment d'une grande inspiration est telle que la moitié postérieure des cordes vocales inférieures se trouve éloignée l'une de l'autre de 15 à 20 millimètres environ.

Forme de la glotte. — M. Czermak a reconnu que les deux côtés de la glotte présentent un angle tantôt ouvert, tantôt saillant. Cet angle est situé, dit-il, sur le milieu des cordes vocales, ce qui donne à la glotte une forme en losange (1).

Muller avait déjà signalé la forme en losange de la glotte, et il avait pourtant remarqué que l'*angle postérieur du losange manquait*.

En étudiant sur nous-même cette disposition de la glotte, nous avons vu que les deux côtés de la glotte présentent, en effet, un angle rentrant en dedans d'autant plus prononcé que l'inspiration est plus large ; l'angle saillant se remarque, au contraire, lorsque les cordes vocales sont assez rapprochées pour clore la glotte presque hermétiquement. Entre ces deux degrés d'ouverture, il en existe au moins un dans lequel les cordes vocales et les cartilages aryténoïdes forment deux lignes droites et donnent à la glotte une forme triangulaire. Les angles que nous venons de signaler correspondent, ainsi que l'observe M. Czermak, au point d'insertion des cordes vocales aux apophyses antérieures des cartilages aryténoïdes. Or, ce point est situé vers le tiers postérieur de la glotte et non sur le *milieu des cordes vocales*. Celles-ci ne constituent que les deux tiers antérieurs de l'orifice glottique. La forme de la glotte ne peut donc pas être celle d'un losange pendant l'inspiration. Cette forme est triangulaire dans ses deux tiers antérieurs, trapézoïde dans son tiers postérieur. Lorsque les cordes vocales sont rapprochées jusqu'au contact, l'ouverture triangulaire

(1) Loc. cit. page 59.

devient fusiforme ou linéaire, et l'ouverture trapézoïde ou quadrilatère se change en un petit triangle à sommet antérieur et à base postérieure ; ce triangle disparaît pendant la phonation. Enfin la glotte prend la forme d'un triangle isocèle lorsqu'étant modérément ouverte, ses côtés ne présentent ni angle rentrant, ni angle saillant.

Ces différents aspects de la glotte ne s'observent pas chez l'enfant. A cette époque de la vie, la glotte est presqu'entièrement constituée par les cordes vocales. Les cartilages aryténoïdes sont peu développés ; leur écartement pendant l'inspiration est peu considérable relativement à ce qu'il sera plus tard.

Les deux glottes. — Ces dispositions anatomiques ont fait diviser la glotte proprement dite en *glotte inter-membraneuse ou inter-ligamenteuse* et en *glotte inter-cartilagineuse ou inter-aryténoïdienne.* Physiologiquement, la glotte a été considérée comme formée de deux parties, l'une *vocale*, l'autre *respiratoire*; elles correspondent parfaitement aux deux glottes précédentes. Cette division est, jusqu'à un certain point justifiée par le rôle que chacune d'elles remplit pendant la phonation et pendant la respiration volontaire ou intermittente. Le laryngoscope fournit la preuve de ce que nous avançons.

Muller avait constaté, en effet, que la glotte *inter-cartilagineuse ne participe pas aux vibrations des cordes vocales* ; qu'elle ne *donne pas non plus de son* et que, *ouverte* ou *fermée,* elle *ne modifie pas le son quant à son élévation.*

Lorsqu'on examine les cordes vocales au laryngoscope, on distingue très facilement les vibrations de la portion ligamenteuse, tandis que la portion cartilagineuse reste immobile. La glotte inter-membraneuse est donc la seule qui entre en vibration ; elle seule est *vocale.*

La glotte respiratoire est moins justifiée, puisque la glotte vocale est également respiratoire. Nous dirons toutefois que l'observation directe, c'est-à-dire la laryngoscopie, démontre que la glotte inter-aryténoïdienne est véritablement *respira-*

toire dans certaines circonstances, à l'exclusion de la glotte inter-ligamenteuse.

Si, en effet, on maintient la glotte fermée complètement afin d'empêcher l'air d'arriver dans la poitrine ou d'en sortir, en laissant ensuite pénétrer ou échapper cet air par petites quantités, on voit la glotte inter-aryténoïdienne s'ouvrir brusquement, et en même temps une petite colonne d'air pénètre ou sort avec un léger bruit de soupape. Pendant toute la durée de l'expérience, les cordes vocales conservent leur contact parfait et la glotte inter-ligamenteuse est hermétiquement close. Les personnes présentes à notre Cours, et parmi lesquelles nous pouvons citer MM. les docteurs Castan, agrégé de la faculté de médecine de Montpellier, Rizzi de Florence, de Ealo de la Havane, ont vérifié sur nous-même cette observation. Cette expérience peut être renouvelée un assez grand nombre de fois en quelques secondes.

Si nous rappelons, en outre, les expériences physiologiques de M. Longet, expériences qui prouvent que la respiration s'effectue par la glotte inter-aryténoïdienne dans les cas de paralysie des cordes vocales, nous aurons justifié, en partie du moins, la division physiologique de la glotte, *en glotte vocale* et *glotte respiratoire*. Nous ne dirons donc pas avec M. Czermak et d'autres, qu'on a *appelé à tort glotte respiratoire* (1) *la glotte inter-cartilagineuse.*

Mobilité des cartilages aryténoïdes. — « Dès qu'on s'apprête à faire entendre un son, dit M. Garcia, les cartilages « aryténoïdes reviennent l'un vers l'autre et se pressent par « les faces internes et par les apophyses antérieures sans laisser nul espace ou glotte inter-cartilagineuse ; quelquefois « même ils se serrent au point de s'entrecroiser par les tubercules de Santorini. » Les mouvements des cartilages aryténoïdes sont, en effet, très vifs et comme instantanés parfois. Ils sont de plus énergiques, comme le prouve l'entrecroisement des cartilages de Santorini. Nous avons observé cet

(1) Loc. cit. p. 58.

entrecroisement sur M. Czermak lui-même. L'étendue des mouvements inter-aryténoïdiens est considérable relativement au volume des cartilages qui les exécutent. On comprend toutefois qu'il en soit ainsi quand on se rapelle leur mode d'articulation avec le cartilage cricoïde.

Pendant que ces mouvements ont lieu, on distingue bien plus facilement ceux des cartilages corniculés qui forment deux éminences très apparentes. Lorsque ces cartilages s'approchent l'un de l'autre lentement, leur contact s'établit d'arrière en avant et par degrés ; leurs extrémités postérieures sont celles qui,sur nous-même, s'appliquent tout d'abord l'une contre l'autre. Ces cartilages sont extrêmement développés chez certains animaux ; ils sont recourbés en demi-cercle.

Les cordes vocales supérieures n'ont pas d'influence directe sur la voix. — « Les replis de la glotte engendrent seuls toute « la voix, quels qu'en soient les timbres et l'intensité; car « seulsils s'agitent au fond du larynx, a dit M. Garcia. Les cordes « vocales supérieures ne sauraient produire des sons, ajoute-t-« il. En effet, les cartilages de Wrisberg et les ligaments su-« périeurs eux-mêmes gardent en toute circonstance une posi-« tion écartée ; ils ne peuvent entrer en contact pour donner « lieu à l'*explosion de l'air* et ne servent qu'à encadrer l'es-« pace elliptique formé par les ligaments inférieurs. »

M. Garcia parle ensuite des muscles qui correspondent aux ligaments supérieurs pour prouver ce qu'il avance ; suivant lui, ils recouvrent entièrement à *l'extérieur* l'extrémité supérieure des muscles thyro-aryténoïdiens, ce qui excluerait les cordes vocales supérieures de toute participation à la formation de la voix. Mais alors nous demandons à M. Garcia à quoi servent les muscles en question? Leur existence que nous n'avons pu constater, serait une preuve de la part plus ou moins active que ces cordes vocales supérieures prendraient à la production des sons. M. Garcia dit bien ensuite que : « *ces muscles prennent part aux resserrements de la cavité laryngienne, surtout pendant la formation des notes élevées du registre de poitrine et des sons de tête; les ligaments supérieurs se con-*

tractent jusqu'à réduire le petit diamètre de l'ellipse (intervalle compris entre les quatre cordes vocales) *à n'avoir que quatre à cinq millimètres.* » Lorsqu'on étudie la phonation, on s'aperçoit, en effet, que les cordes vocales supérieures ne se rapprochent que lorsque les sons prennent une certaine élévation; dès ce moment, et à mesure que la voix monte, ces cordes vocales se rapprochent de plus en plus, mais péniblement. La contraction exagérée des muscles voisins, du thyro-aryténoïdien surtout, nous semble suffisante pour opérer ce rapprochement.

Les cordes vocales inférieures sont les seules parties du larynx qui entrent en vibration.

De la phonation. — « La voix est formée uniquement par les compressions et les dilatations que l'air éprouve lorsque la glotte alternativement l'arrête ou lui livre passage; ou en d'autres termes, la voix est due aux explosions successives et régulières que l'air produit à la sortie de la glotte. » Telle est la manière de voir de M. Garcia. Cette définition de la voix nous paraît incomplète sous deux rapports : en premier lieu, l'air renfermé dans la poitrine et la trachée peut être soumis à des compressions et à des dilatations sans qu'il en résulte aucun son. En second lieu, ces compressions et ces dilatations de l'air peuvent s'opérer également lorsque l'air pénètre dans la poitrine; c'est même là ce qui constitue la division de la voix en voix *sus-laryngienne* et en voix *sous-laryngienne.* La voix est donc pour nous, comme pour M. Garcia, le résultat des ondes sonores produites dans l'air qui passe à travers la glotte par les vibrations des cordes vocales inférieures.

Ceux qui ont voulu considérer la voix comme le résultat des vibrations des cordes vocales, n'ont pas pensé que ces mêmes cordes vocales ne rendent aucun son dans le vide, malgré leurs vibrations.

Au moment de la phonation, les cordes vocales se rapprochent et ferment le passage à l'air. « Dès que celui-ci s'est suffi-
« samment accumulé, dit M. Garcia, il les écarte et fait explo-
« sion ; mais au même instant, soulagées de la pression et sol-
« licitées par leur élasticité, elles se rejoignent de nouveau pour

« donner lieu à une explosion nouvelle. De cette série de con-
« tractions et de dilatations ou d'explosions qu'occasionnent
« les réactions de la glotte, naît l'émission de la voix. Il n'est
« pas nécessaire, pour obtenir l'explosion, que la glotte se
« ferme hermétiquement chaque fois, après s'être entr'ouverte;
« il suffit qu'elle oppose à l'air un resserrement capable d'en
« développer l'élasticité. Dans ce système, les longueurs de la
« glotte peuvent être différentes, sans cesser de donner le
« même nombre de battements, pourvu que des tensions diffé-
« rentes se fassent entr'elles compensation. »

Au moment de l'émission des sons faibles de poitrine ou de fausset, on aperçoit les cordes vocales qui vibrent dans toute leur étendue : leurs vibrations sont amples et faciles à distinguer. Les ligaments vocaux ne se touchent que par leurs extrémités, et leur tension est modérée. A mesure que les sons s'élèvent, leur contact se fait de plus en plus d'arrière en avant, et leur tension augmente de même. Peu à peu les cordes vocales se touchent dans toute leur étendue et leur partie vibrante va en diminuant tant en longueur qu'en profondeur. Arrivée aux notes les plus élevées, la glotte est hermétiquement close; les cordes vocales supérieures sont très rapprochées; le vestibule laryngien est considérablement rétréci et soulevé, et un espace très étroit par où s'échappent les sons aigus s'aperçoit encore dans l'image laryngoscopique. Cet état du larynx est déjà le commencement de son occlusion pendant la déglutition.

Suivant M. Garcia, le moment où les apophyses antérieures des cartilages aryténoïdes cessent de participer aux vibrations des cordes vocales (nous n'avons jamais vu cette participation) indique le point de division du registre de la voix en deux parties. Ce moment correspondrait chez la femme aux notes qui marquent le passage de la voix de fausset à la voix de tête.

Ce moment est facile à saisir, surtout chez la femme qui chante, ainsi que l'observe justement M. Garcia. « Suivant que la glotte se rétrécit ou s'entr'ouvre, les sons deviennent éclatants ou ternes. »

De la gamme dans la voix humaine. — Dans le mécanisme qui produit la gamme, M. Garcia distingue deux choses : « Un mouvement progressif extérieur, visible avec le secours « des miroirs et une cause interne qui détermine ce mouvement, et que l'anatomie seule nous fait comprendre. »

« Le mouvement visible consiste, dit-il, en un raccourcissement progressif d'arrière en avant et en un rétrécissement « correspondant de la partie vibrante de la glotte. Dans ce « double phénomène, la portion fermée gagne tout ce que « perd la portion ouverte, et il se forme, pour ainsi dire, une « nouvelle glotte plus petite pour chaque nouveau son. » Nous avons observé ce mouvement progressif, comme l'indique M. Garcia. Nous ajouterons seulement que dans toute la portion postérieure des ligaments vocaux qui perd progressivement son aptitude à vibrer, il se forme un plissement très facile à constater avec le miroir laryngien;ce plissement est d'autant plus sensible que le son est plus aigu ; il prouve à lui seul le raccourcissement progressif des cordes vocales; nous l'avons constaté pendant la voix de tête ou de fausset seulement.

Quant à la cause interne, M. Garcia la trouve dans la disposition que présentent les fibres du faisceau musculaire qui prend naissance dans la cavité antérieure de la face antéro-externe du cartilage aryténoïde. « Ces fibres placées horizontalement, dit-il, partent toutes de la face antérieure de l'a« ryténoïde et sont superposées par couches d'inégale lon« gueur. Les plus internes sont les plus courtes; au fur et à « mesure qu'elles se rapprochent de l'extérieur, elles s'allon« gent et étendent de proche en proche leur action sur tout le « tendon vocal auquel elles vont aboutir. On voit déjà com« ment les contractions se propagent des couches profondes « aux couches superposées. Les fibres distendent progressi« vement les bords de la glotte, en amoindrissant la longueur « vibrante et en rendant faciles les mouvements accélérés. »

Pour bien comprendre cette disposition, il faut savoir que les cordes vocales inférieures sont constituées par deux sortes de tissus : 1° un faisceau musculaire épais, à fibres de longueur variable et de direction également différente ; le plus grand nombre de ces fibres est horizontalement placé entre les cartilages aryténoïde et thyroïde; ce sont les plus longues et les plus externes du faisceau, ou les moyennes du muscles appelé thyro-aryténoïdien; 2° une trame fibreuse qui recouvre le faisceau musculaire dont nous venons de parler et donne attache à ses fibres les plus internes par sa face externe. Ce tissu fibreux s'étend entre les cartilages aryténoïde et thyroïde comme le faisceau musculaire; il constitue une couche membraneuse à face externe concave, occupée par le faisceau musculaire en question, et à face interne convexe, recouverte par la muqueuse laryngienne à laquelle elle adhère intimément. Au moment de la phonation, la corde vocale inférieure se change en une lame mince formée par l'adossement de son feuillet inférieur avec son feuillet supérieur.

Des registres. — La profondeur des surfaces mises en contact pendant les vibrations est la cause qui imprime à la voix, suivant M. Garcia, les différents caractères connus sous le nom de *registres.* « Sous l'empire du registre de poitrine, les liga- « ments vocaux sont tendus et entrent en contact dans toute « la profondeur de l'apophyse antérieure de l'aryténoïde, tan- « dis que sous l'influence du registre de fausset-tête, ce sont « les bords seuls des ligaments qui se tendent et se touchent. »

La formation des registres dans la voix humaine est un des points les plus difficiles à établir. La laryngoscopie fait voir, en effet, que l'apophyse antérieure des cartilages aryténoïdes ne participe pas aux vibrations des cordes vocales lorsque celles ci ne sont pas fortement tendues ; c'est avec une grande attention qu'on parvient à s'en assurer.

En admettant, d'ailleurs, que M. Garcia fût dans le vrai, son explication nous paraît insuffisante. Müller fait dépendre les registres de la largeur de la partie vibrante des cordes vocales. Ainsi la voix de fausset serait due aux vibrations du bord seulement de ces cordes, tandis que la voix de poitrine serait le résultat des vibrations de toute leur étendue. D'autres physiologistes admettent, au contraire des nœuds de vibrations qui n'existent pas dans les cordes vocales chez l'homme.

« Chaque registre se trouve donc formé, d'après M. Garcia, de deux parties assez marquées : l'une, la plus basse, « résulte des vibrations de la glotte bi-composée, l'autre, la « plus haute, de celles du ligament tout seul. »

De la pureté et du voile des sons. — « Nous avons constaté, écrit M. Garcia, que l'éclat ou le voile des sons dé- « pend de ce que les bords de la glotte s'appliquent plus ou « moins exactement l'un contre l'autre après chaque explo- « sion. Si le contact est complet, chacune sera nettement déta- « chée, et le son sera pur ; si, au contraire, les explosions sont « réunies entr'elles par un filet d'air continu, le son sera terne « et voilé. » Cette explication est très plausible ; mais nous ne l'avons pas vérifiée. Nous nous sommes aperçu que chez plusieurs personnes dont la voix était voilée, le contact des cordes vocales se faisait très bien dans toute leur étendue: mais que leur tension n'était pas aussi énergiquement établie qu'à l'état normal. Leur voix n'existe que pour les sons graves. Il leur est impossible, en général, de produire des sons élevés. Ces faits sont très importants ; ils peuvent conduire à des indications pratiques d'un haut intérêt médical. Les voix rauques, enrouées, appartiennent au même ordre d'idées.

De l'épiglotte pendant la phonation. — « Le rapprochement « des lèvres de la glotte se faisant tout naturellement de l'a- « vant à l'arrière, dit M. Garcia, si ce mouvement est bien « ménagé, il peut donner lieu à la formation d'un espace « triangulaire, intercartilagineux, mais qui se ferme aussitôt « que les sons commencent à se produire. Au bout de quel- « ques essais, on s'aperçoit que cette disposition intérieure du « larynx n'est visible qu'à la condition que l'*épiglotte* de- « meure relevée. Or, tous les timbres de la voix, aussi bien « que tous les degrés d'intensité, ne sont pas propres à lui « faire prendre cette position. On reconnaît bientôt que les sons « éclatants et forts du registre de poitrine, resserrent la cavité « du larynx en en fermant l'ouverture supérieure, et qu'au « contraire les notes voilées et de force modérée l'ouvrent de

« manière à rendre faciles les observations. Le registre de « fausset surtout possède cette prérogative, ainsi que les pre- « mières notes de celui de tête. »

Lorsque le larynx se prépare à émettre les notes basses du registre vocal d'une personne, l'épiglotte prend une position déterminée. Sa portion supérieure ou libre éprouve deux modifications, l'une d'arrière en avant, l'autre transversalement. Par suite de la première, la convexité supérieure de sa face laryngienne se prononce davantage ; son bord libre se porte légèrement vers la base de la langue et l'épiglotte se redresse. Ce mouvement est assez étendu cependant pour être saisi dès la première fois. Par suite de la deuxième modification, les parties latérales du bord libre se rapprochent l'une de l'autre, tandis que sa partie moyenne se renverse en avant. Les replis pharyngo-épiglottiques deviennent saillants, et forment les limites d'une surface sus-épiglottique, sorte de pont suspendu sur lequel s'arrête le bol alimentaire avant de passer dans le conduit pharyngien, ainsi que nous le démontre le laryngoscope. La concavité supérieure de la face laryngienne de l'épiglotte se prononce davantage et prend la forme d'une gouttière ouverte en arrière, plus ou moins profonde, qui fait partie du vestibule du larynx.

Pendant que ces changements s'opèrent, les replis aryténo-épiglottiques, c'est-à-dire, les parois latérales du vestibule, subissent un certain degré de tension et les cartilages aryténoïdes se mettent en contact. Le diamètre antéro-postérieur de l'orifice supérieur laryngien s'alonge par conséquent, tandis que son diamètre transversal se raccourcit ; de sorte que sa forme triangulaire devient ovalaire.

Dans ces circonstances, le larynx descend au-devant du cou.

L'intervalle thyro-hyoïdien s'efface presque complétement. Le bord inférieur de l'os hyoïde se rapproche plus ou moins du cartilage thyroïde, et repose même quelquefois sur ce dernier. La base de la langue est très déprimée. Tout l'appareil vocal enfin a exécuté un mouvement de descente très manifeste. Ce mouvement ne s'opère point si la tête est fortement renversée pendant l'émission de la voix.

La tension que subit le vestibule laryngien agrandit l'espace qui sépare ses parois de celle du pharynx qui l'entoure. Il s'ensuit que les gouttières latérales acquièrent une profondeur et une ampleur inaccoutumées; leurs fossettes naviculaires avec les replis qui les séparent sont dans des conditions très favorables à l'observation. La capacité de ces gouttières est considérable, comparée à celle qu'elles ont pendant la respiration tranquille ou pendant la voix de tête. Ces gouttières ont un rôle important dans la phonation. Elles baissent en effet d'un demi ton ou d'une fraction de ton, d'une seconde mineure ou majeure, d'une tierce mineure ou majeure et même plus, les sons émis par le larynx. Il y a plus, ces gouttières ne servent nullement au passage des liquides pendant la déglutition; elles s'effacent complètement au moment où cette fonction exécute son second temps, comme nous le dirons plus loin.

Les changements que nous venons de signaler dans l'aspect et la situation de l'épiglotte pendant l'émission des notes graves sont peu sensibles si la tête est fléchie; ils le sont davantage si la tête est renversée; mais c'est surtout dans sa position naturelle ou horizontale qu'on les observe le mieux. Ces changements ont lieu aussi lorsqu'on émet les notes moyennes ou du medium; ils sont cependant moins évidents pour celui qui les observe. Enfin on les constate très difficilement lorsque les sons deviennent très-aigus, car la base de la langue se soulève au point de cacher l'épiglotte. Dans ce dernier cas, l'orifice supérieur du larynx est plus étroit, et les extrémités du bord libre de l'épiglotte sont plus rapprochées que dans les deux précédents. L'entonnoir laryngien est fortement tendu et paraît allongé. Mais en même temps, le larynx s'est élevé au point que le bord supérieur du cartilage thyroïde est comme caché dans la concavité de l'os hyoïde.

Pour M. Garcia, « toutes les fois que l'épiglotte s'abaisse et laisse l'orifice supérieur du larynx à peine entr'ouvert, les sons prennent de l'éclat, qu'ils sortent obscurs ou clairs, tandis qu'ils se voilent à l'instant dès qu'elle se redresse. »

Il faut entendre ici par abaissement et par redressement de l'épiglotte, le retrécissement et l'agrandissement du calibre de la partie inférieure du vestibule du larynx; car autrement, ce serait le contraire qui aurait lieu. En effet, l'épiglotte, à mesure que les sons s'élèvent, tend à diminuer l'espace elliptique compris entre les quatre cordes vocales; sa convexité inférieure fait saillie de plus en plus et son tiers inférieur s'abaisse à la fois par l'élévation graduelle du larynx et par la contraction musculaire continue et progressive. Mais sa portion supérieure, qui comprend à peu près ses deux tiers, se raidit et même se porte en avant; elle se redresse, par conséquent, tandis que sa portion inférieure s'abaisse sur l'ouverture glottique. M. Garcia n'a pas connu, sans doute, le mécanisme suivant lequel s'opère l'occlusion du larynx pendant la déglutition, le vomissement. Il aurait dit ce qu'il fallait entendre, par abaissement et par redressement de l'épiglotte (1).

De l'occlusion du larynx par l'épiglotte. — « Afin de bien « juger la manière dont se comportent les diverses parties du « larynx dans l'acte de l'occlusion, j'ai pris pour point de départ, « dit M. Czermak, la disposition qui permet au regard de plonger librement dans l'intérieur du larynx; j'ai amené ensuite « l'occlusion par l'effort. J'ai reconnu de cette manière, dans « l'occlusion hermétique, la disposition suivante: 1° les cartilages « aryténoïdes se touchent intimement par leurs faces internes et « leurs apophyses, et amènent les bords des cordes vocales au « contact; 2° les cordes vocales supérieures se rapprochent des « cordes vocales inférieures au point de faire disparaître les « *ventricules de Morgagni*; en même temps elles se touchent « sur la ligne médiane; 3° l'épiglotte s'abaisse et son bourrelet « devenu plus saillant encore se presse contre la glotte fermée. »

(1) M. Bataille, professeur au Conservatoire de musique, a lu à l'Académie des sciences, séance du 22 avril 1861, un Mémoire intitulé : ***Nouvelles recherches sur la Phonation.*** Nous n'en connaissons qu'un court résumé inséré dans les journaux de médecine.

« Tous ces changements s'opèrent si rapidement qu'une « grande attention est nécessaire pour les examiner en détail. »

Les divers degrés de l'occlusion du larynx par l'épiglotte sont indiqués au moyen de quelques figures. « Ces différentes « dispositions, ajoute ensuite M. Czermak, expliquent la résis- « tance que peut opposer avec succès la glotte fermée à la « pression de l'air sans un développement considérable de « forces, pendant l'effort. »

« Lorsque le larynx étant hermétiquement fermé, je com- « prime l'air dans le thorax, on voit distinctement les parties « élastiques se bomber sans laisser échapper l'air; lorsqu'on « tousse ensuite légèrement pour expectorer, on fait un pas- « sage à l'air parce que les parties élastiques bombées cèdent « et se trouvent vivement ébranlées par l'explosion violente « de l'air; on voit surtout la *portion antérieure et inférieure « de l'épiglotte qui est appliquée avec son bourrelet sur la « glotte,* se soulever par des chocs distincts. »

Nous craignons ici que M. Czermak n'ait pris le bourrelet aryténoïdien pour celui de l'épiglotte. En cherchant à répéter les expériences, nous avons vu, en effet, le bourrelet formé par le rapprochement des cartilages aryténoides subir une distension très-sensible, se bomber, en un mot, sous la pression de l'air intérieur. Quant à celui de l'épiglotte, c'est à peine si on l'aperçoit, et les efforts de pression exercés sur l'air intérieur déterminent dans les différentes parties du larynx et en particulier dans l'épiglotte certains déplacements qui dérobent la convexité inférieure de ce cartilage à la vue de l'observateur.

Des mouvements de l'épiglotte. — « L'épiglotte, dit « M. Czermak, n'est pas déprimée dans ces circonstances pas- « sivement, par exemple par la base de la langue; mais cette « dépression se fait activement par les *muscles propres de l'é- « piglotte.* » Santorini aurait décrit, en effet, deux muscles thyro-épiglottiques, un grand et un petit. Nous sommes de l'avis des anatomistes qui considèrent ces muscles comme des dépendances du muscle thyro-aryténoïdien. Toutes nos recherches nous ont convaincu qu'ils n'existent pas. Nous avons observé que des faisceaux très grêles se détachent de la couche superficielle ou externe du muscle thyro-aryténoïdien, pour aller se perdre derrière les muscles aryténoïdiens, dans l'épaisseur des replis aryténo-épiglottiques. Un petit faisceau antérieur se sépare des autres fibres musculaires au niveau des cordes vocales supérieures et forme une courbe très-prononcée à convexité postérieure. Ce faisceau part de l'angle antérieur du cartilage thyroïde et se termine en haut au bord supérieur du même cartilage et non au bord de l'épiglotte. Nous ne voyons donc pas, jusqu'à preuve contraire, que l'épiglotte soit douée de mouvements actifs même légers. L'élévation du larynx et du pharynx, les contractions musculaires de ces organes et de la langue nous semblent bien suffisants pour déterminer toutes les modifications que l'épiglotte éprouve pendant le chant, la déglutition, le vomissement.

Du rôle des gouttières latérales dans la phonation. — Nous venons de voir, en étudiant les différentes modifications que subit l'épiglotte, c'est-à-dire le vestibule du larynx, pendant le chant, que les gouttières latérales du pharynx acquièrent une ampleur et une profondeur qu'il était difficile de prévoir. Ce changement considérable dans leur capacité exerce une influence très réelle sur la voix.

Lorsque, pendant le chant, on examine au laryngoscope ce qui se passe dans les gouttières latérales en exerçant une pression plus ou moins forte sur leur paroi externe, on voit se former sur leur paroi interne une saillie plus ou moins prononcée. Cette saillie ne se manifeste que dans l'intervalle qui sépare latéralement le bord supérieur du cartilage thyroïde du bord inférieur de l'os hyoïde. A ce niveau, la paroi externe du pharynx est musculo-membraneuse; elle cède facilement à la pression du doigt ou de tout autre corps étranger. Au dessous de ce point, les gouttières latérales ne sont plus susceptibles de dépression, puisque leur paroi est presque entièrement constituée par le cartilage thyroïde.

En cherchant à rapprocher l'un de l'autre les deux bords postérieurs du cartilage thyroïde pendant le chant, on observe que le son de la voix acquiert de l'éclat ; il s'élève d'une fraction de seconde d'autant plus grande que la pression est elle-même plus grande et que le son est plus élevé. Aussitôt que la pression cesse, le son descend d'une fraction égale à celle de son élévation. Nous savons bien que ce changement peut être attribué à une tension plus grande des cordes vocales résultant de la pression sur ce cartilage thyroïde. Mais si, au lieu de déprimer le cartilage, on déprime latéralement l'intervalle thyro-hyoïdien, tantôt d'un seul côté, tantôt des deux côtés, l'élévation du son se produit d'une manière bien plus manifeste. La fraction qui représente cette élévation augmente à mesure que la voix monte ; elle est très faible pour les notes basses du registre, tandis que pour les notes les plus élevées elle peut dépasser une quinte. Les gouttières latérales ont donc pour but de donner de la gravité à la voix.

Il suit de là que l'ampleur des gouttières latérales du pharynx est une des conditions des voix basses ou graves chez les individus ayant une conformation laryngienne semblable. Leur peu de capacité est au contraire une des conditions de leur voix de ténor ou de soprano. Ces gouttières modifient, par la même raison, le timbre qui appartient à chaque voix. Elles impriment surtout à la voix de l'homme, selon nous, ce caractère indéfinissable de sympathie que ne possède pas la voix de la femme et qui émeut tous nos sens en l'entendant.

Ce rôle des gouttières latérales est confirmé par les différences de conformation du larynx de l'homme et de la femme. Ainsi le diamètre vertical est de 44 millimètres chez l'un, de 36 seulement chez l'autre ; le diamètre antéro-postérieur de 36 et de 26, et le diamètre transverse de 45 et 41 mm. Cette différence de capacité des gouttières et la différence de longueur des cordes vocales expliquent celle qui existe dans la voix des personnes de l'un et de l'autre sexe.

Des phénomènes de la déglutition révélés par la laryngoscopie. — Lorsqu'on étudie la fonction des organes qui président à la déglutition au moyen du laryngoscope, on reconnaît bientôt que ses diverses phases ne comprennent que deux temps : l'un d'eux répond à peu près au premier temps et l'autre au second et au troisième temps admis par les physiologistes.

Avant de faire connaître ces phénomènes, restés jusqu'à ce jour dans le mystère, nous devons nous mettre à l'abri de tout soupçon de la part du lecteur. Voici donc ce que M. Czermak écrivait l'année dernière.

« Lorsque, la bouche étant largement ouverte, on con-« tracte volontairement le pharynx, comme dans la dégluti-« tion, on voit quelquefois se renverser cette portion de « l'épiglotte qui dépasse librement le larynx fermé ; de sorte « qu'une portion notable de sa face inférieure devient visible. »

« Cette paroi renversée et la paroi postérieure du pharynx « forment les limites d'un petit trou rond qui donne passage à « l'air, si l'on arrête la contraction ultérieure du pharynx et si « l'on ouvre la glotte. Lorsque, au contraire, je cherchais *à « continuer la déglutition, ce qui, du reste, ne réussit ja-« mais parfaitement avec la bouche largement ouverte, l'épi-« glotte disparaissait entièrement sous la base de la langue* »

M. Czermak s'est donc arrêté devant une impossibilité qui n'existe que pour les personnes non habituées à s'étudier au moyen du laryngoscope. Il n'a pas même eu l'idée de tenter la déglutition des aliments et de la surprendre dans ses mystères. Nous avons cité ses propres paroles pour démontrer qu'il était sur la voie de cette découverte et nul mieux que lui ne l'eût faite avec plus de succès.

Nous étant donc placé, ainsi que nous le disions dans une communication à l'Académie de médecine le 4 mars 1861 et à l'Institut le 10 du même mois, dans les conditions les plus favorables à son observation, voici ce que nous avons constaté.

Le bol alimentaire, préparé par la mastication et l'insalivation est entraîné insensiblement vers la base de la langue et sur toute l'étendue des fossettes sus-épiglottiques. Il se maintient là comme sur une sorte de plancher ou de pont suspendu, limité en arrière par le bord libre de l'épiglotte et par les replis pharyngo-épiglottiques placés de chaque côté de ce bord qu'ils continuent. Nous avons vu le bol alimentaire attendre ainsi que le second temps de la déglutition s'accomplît. Pendant cette attente, qui dure autant que nous le désirons, nous èprouvons la sensation d'un besoin pressant d'avaler. Ce besoin n'est pas pourtant assez impérieux pour ne pas être contenu. Si les aliments sont bien délayés, demi-liquéfiés, ils débordent quelquefois les replis pharyngo-épiglottiques et même, quoique plus rarement, le bord libre de l'épliglotte; ils projettent alors des filaments flottants à la manière des glaçons suspendus aux branches des arbres.

Si nous cherchons à faire passer le bol alimentaire, dans le pharynx, le larynx commence par se soulever; son vestibule se ferme lui-même suivant le mode décrit par M. Czermak, Ainsi l'épiglotte se plie en deux; sa convexité inférieure s'augmente à mesure que le larynx s'élève; elle se rapproche d'avant en arrière et de haut en bas des cartilages arytémoïdes qui se portent l'un vers l'autre et vont au devant de l'épiglotte. Pendant ce temps, l'isthme du gosier subit un léger mouvement de descente et se rétrécit. Le voile du palais ne s'appuie pas encore contre le pharynx et le bord libre de l'épiglotte se met en contact avec la paroi postérieure de ce dernier.

La base de la langue commence bientôt son mouvement d'ascension. Le bord inférieur du voile du palais se porte en arrière et s'applique fortement contre le pharynx à la manière d'un arc-boutant; la luette se dresse et dirige sa pointe en avant. La partie inférieure du pharynx se rétrécit de plus en plus. Le plancher sus-épiglottique disparaît peu à peu sous la base de la langue qui se porte vers lui tout en s'élevant. Le bord de l'épiglotte se détache par son milieu de la paroi pharyngienne, se creuse en gouttière et se renverse en avant. Enfin la surface de la langue arrive près de la voûte palatine ; sa base, sur laquelle vient reposer la luette horizontale, s'élevant toujours, se débarrasse du bol en glissant, ou plus exactement en se frottant contre les piliers de l'isthme et dégage du même coup le plancher glosso-épiglottique plus ou moins complétement.

En exécutant ce second temps en plusieurs fractions, nous avons pu voir les aliments descendre le long de la paroi postérieure du pharynx, par fractions également. Nous avons ainsi remarqué que la partie postérieure moyenne ou aryténoidienne la seule partie des gouttières latérales qui complète le canal très-court que traversent les aliments et les boissons pour arriver dans l'œsophage. Par suite des contractions énergiques des muscles élévateurs du larynx et du pharynx, tout le reste de l'étendue des gouttières s'efface complètement.

En opérant la déglutition sur un liquide noir, la laryngoscopie démontre que toute l'étendue de ces gouttières, excepté au niveau des cartilages aryténoïdes, conserve sa teinte naturelle, luisante et rosée. La base de la langue, le plancher sus-épiglòttique, le voile du palais, la paroi postérieure du pharynx sont au contraire colorés en noir.

Lorsqu'après le second temps de la déglutition, les organes reprennent leur état de repos, on peut distinguer une gouttelette qui s'écoule lentement sur la paroi latérale du pharynx et va gagner le fond de la gouttière pharyngienne, c'est-à-dire la fossette naviculaire antérieure ou la plus profonde.

Au moment où le bol alimentaire s'engage dans le petit conduit formé par la gouttière épiglottique et par la paroi du pharynx, un vide semble se produire au-dessous de lui et le bol est entraîné instantanément dans l'œsophage avant que la convexité inférieure de l'épiglotte n'ait mis à découvert l'orifice glottique. Ce fait se vérifie en exécutant la déglutition par fractions.

L'œsophage s'empare des aliments et les entraîne tout d'abord en subissant lui-même un certain raccourcissement. En effet, l'élévation de la base de la langue, du larynx et du pharynx produisent, dans le conduit de l'œsophage et celui de la trachée, un allongement proportionnel. La partie inférieure du pharynx s'efface presque complètement dans une étendue de trois, quatre et même cinq centimètres. L'œsophage s'allonge par conséquent de cette quantité. En revenant sur lui-même, il se raccourcit d'autant et le bol, entraîné par cet effet de retour et par la pression atmosphérique, subit un premier mouvement de descente. La contraction musculaire complète ensuite ce mouvement jusqu'à l'estomac.

Il est à remarquer que le passage des aliments dans le pharynx s'opère presque toujours instinctivement après l'expiration. L'inspiration qui succède à ce passage et le peu d'étendue du conduit pharyngo-épiglottique dans lequel il s'effectue, expliquent comment les aliments qui, comme les crêpes, ne sont pas quelquefois soumis à une mastication suffisante, peuvent s'engager en partie dans l'œsophage et en partie dans la glotte; leur nature molle, élastique, ne permet pas à l'air de pénétrer dans la poitrine pas plus que d'en sortir et une asphyxie foudroyante en est la conséquence.

Il résulte de ce qui précède :

1° Que les diverses phases de la déglutition s'opèrent en deux temps bien tranchés. Le second et le troisième temps des physiologistes est une division secondaire ou anatomique qui n'existe pas *physiologiquement parlant*;

2° Que les fossettes glosso-épiglottiques et la face antérieure libre de l'épiglotte forment un plancher destiné à recevoir le bol alimentaire pendant toute la durée du premier temps de la déglutition;

3° Que l'inclinaison de bas en haut et d'avant en arrière de ce plancher a pour but d'empêcher la chute du bol alimentaire dans le larynx et les gouttières latérales;

4° Que ces gouttières latérales ne servent pas plus au passage des liquides ou boissons qu'à celui des solides ou aliments. Leur rôle appartient à la phonation, ainsi que nous l'avons déjà dit.

5° Que le passage du bol alimentaire dans le pharynx est dû à une contraction musculaire énergique et à la pression atmosphérique;

6° Que la descente de ce bol du pharynx à l'estomac est le résultat du raccourcissement et de la contraction de l'œsophage.

Revue Bibliographique.

Un des médecins en chef de l'hôpital général de Vienne, M. le docteur Turck, vient de publier en français une brochure dans laquelle se trouvent résumées ses publications antérieures sur la laryngoscopie.

Dans le chapitre premier de son travail l'auteur fait d'abord un résumé historique du sujet. Le spéculum laryngien de Selligues, avec lequel Bennati aurait vu la glotte, semblerait avoir été le premier instrument de ce genre, si l'on s'en rapportait, comme M. Turck, au traité pratique de la phthisie laryngée de MM. Trousssau et Belloc. Bien avant la publication de ce traité (1837), M. Charrière père fabriquait des miroirs laryngoscopiques d'après les indications de M. Guéneau de Mussy neveu. Ces miroirs métalliques étaient réunis à une tige à gaîne au moyen d'une charnière. Une tige plus petite s'engageait dans la première, s'insérait également au miroir au devant de la précédente et lui imprimait des mouvements de va-et-vient très étendus. On obtenait ainsi l'angle d'ouverture nécessaire à l'éclairage du larynx. Cet instrument existe encore chez M. Charrière. Comme nous l'avons fait remarquer dans notre Cours, il est bien certain que l'idée du miroir laryngien remonte à une époque bien plus éloignée, mais qu'on ne peut déterminer faute d'éléments. Entre une idée et le fait en lui-même, il y a une distance qu'il est impossible d'établir. Il y a plus ; un fait qui reste isolé, sans application aucune, est un fait nul Entre le fait pratique et le fait simple, il y a donc une distance presqu'aussi grande qu'entre le fait simple et l'idée première qui l'a engendré, une différence aussi manifeste que celle du jour à la nuit.

C'est pour cela que nous ne pouvons prendre au sérieux le petit miroir laryngoscopique qu'à partir de Liston. Ce médecin anglais est, pour nous, le véritable inventeur du laryngoscope, car il a indiqué en peu de mots, en quoi il consistait, comment on le plaçait dans le gosier et il en a fait l'application au diagnostic des affections laryngiennes. Toutefois Liston s'est arrêté et n'a pas donné suite à ses premières recherches. Il était réservé à M. Turck de prendre le miroir laryngien des mains de Liston et d'en faire un instrument pratique pour le pathologiste.

Avant M. Turck, M. Garcia avait appliqué le laryngoscope à l'étude de la physiologie des organes de la voix ; sous ce rapport, M. Czermak n'a été que son continuateur. Honneur donc à Messieurs Garcia, Turck et Czermak pour la part qui leur revient dans la propagation de la découverte de Liston !

La plus grande partie du chapitre premier est consacrée à des questions de priorité tout-à-fait hors de propos. Nous regrettons que l'auteur ait mis autant d'insistance à mettre sa personne en évidence. L'amour-propre est toujours un mauvais conseiller ; il ne voit et ne connaît qu'une idole, celle de soi.

Sur la fin de ce chapitre, M. Turck, laisse échapper quelques expressions qui ne nous semblent pas de bon goût. Ainsi, il trouve que la forme carrée du laryngoscope proposée par M. Czermak est *très peu convenable* (p. 13). Plus loin il ajoute *que personne ne considèrera certainement cette forme comme devant être préférée à la forme circulaire de ses laryngoscopes* (p. 14).

Nous ne partageons pas, quant à nous, cette manière de voir. Non seulement le laryngoscope carré est très convenable, mais nous le préférons, en général, à toutes les autres formes. Le laryngoscope carré a un avantage considérable sur tous les autres ; cet avantage est tout entier dans sa forme Il n'y a aucune difficulté à placer ce miroir dans la position la plus propre à l'éclairage du larynx. Il faut se rappeler seulement *que ses bords doivent être toujours parallèles et verticaux deux à deux et jamais obliques, l'angle de soudure étant en haut*. Cette règle permet au plus maladroit de mettre immédiatement le miroir au devant du voile du palais dans une situation définitive. Tous les tâtonnements et la rotation que M. Turck fait exécuter à ses laryngoscopes sur leur tige sont évités. Une fois placé, il n'y a qu'à lui donner l'inclinaison nécessaire en abaissant ou en relevant simplement le manche de l'instrument. Ce mouvement d'élévation et d'abaissement fait que le miroir se meut sur son bord horizontal inférieur comme axe.

Lorsqu'on fait usage de miroirs ronds, on est obligé de faire subir au laryngoscope des mouvements de rotation sur sa tige comme axe, avant de trouver sa position définitive au devant du voile du palais. Ces mouvements sont bien plus étendus lorsqu'il s'agit de miroirs ovales, ou oblongs.

M. Turck aurait dû, ce nous semble, nous faire connaître les motifs qui lui font considérer la forme carrée du laryngoscope comme peu convenable et inadmissible. Une assertion n'a de valeur que par les raisons qui lui servent d'appui.

Dans le second chapitre M. Turck s'occupe du *spéculum laryngo-pharyngien*. Comme on devait s'y attendre, il ne parle que des laryngoscopes ronds et ovales ou oblongs Nous trouvons dans ce chapitre deux observations très justes : la première, c'est que *la tige du laryngoscope doit être droite*; la seconde c'est *que son angle de jonction, c'est-à-dire son angle d'ouverture doit être invariable.* En décrivant notre Pharyngoscope nous avons constaté que M. Turck avait fixé cet angle à 120° et que nous étions arrivé au même résultat par une autre voie, sans connaître les recherches du médecin de Vienne.

Cependant nons avons remarqué que les laryngoscopes employés par M. Turck lui-même sur un malade, en présence de la commission de l'Institut, présentaient un angle d'ouverture de 130° à 135° environ. Nous n'avons par conséquent rien à modifier dans ce que nous avons dit sur *les défauts des laryngoscopes allemands.*

Le Chapitre III est consacré au mode d'emploi du spéculum laryngo-pharyngien. Dans un premier paragraphe intitulé *Méthode générale*, l'auteur passe en revue les positions : 1° de la tête (du malade); 2° de la langue; 3° la manière de régler la respiration; 4° l'introduction du spéculum.

Pour ce qui est relatif à la position de la tête, l'auteur a fait une remarque importante qui vient confirmer ce que nous avons dit des *illusions d'optique*. « La tête du malade ne doit être inclinée ni à droite, ni à gauche au moment de l'exploration ; sa ligne médiane doit toujours tomber dans la prolongation de celle du tronc. Celui qui n'a pas encore acquis une expérience suffisante et qui n'observe pas cette règle, ne parvient que difficilement à s'orienter : en effet, il se forme des *images asymétriques* semblables à celles qui se produisent dans les cas de torticolis. » Ce que M. Turck vient de dire de la position de la tête du malade est également vrai pour celle des laryngoscopes allemands (y compris ceux dont il se sert) dont l'angle d'ouverture n'est pas fixé à 120°.

Quant à la position de la langue, M. Turck engage ordinairement le malade à faire sortir cet organe le plus qu'il peut. Il procède ensuite à l'examen. Il recommande surtout au malade de respirer fréquemment afin de l'empêcher d'interrompre sa respiration au moment où l'on introduit le miroir laryngien. En parlant de cette introduction, l'auteur reconnaît que son spéculum laryngo-pharyngien ovale prend au devant de la luette une position oblique sur deux sens. Or la seconde obliquité dont parle M. Turck est précisément celle qui l'oblige à faire subir à son instrument des mouvements de rotation sur sa tige comme axe. C'est ce que nous appelons des tâtonnements; c'est ce qui prouve mieux que tous les raisonnements que l'auteur est contraint de chercher *une position* pour son spéculum. Le laryngoscope carré ne présente pas cette difficulté.

Un autre défaut de cette position oblique du miroir par rapport à la ligne médiane du tronc est signalé un peu plus loin (p. 28) par M. Turck lui-même, lorsqu'il dit: *«la position oblique du miroir n'empêche pas d'obtenir des images droites.»* M. Turck reconnait donc que cette position produit des images asymétriques, c'est-à-dire des illusions d'optique, et que pour obtenir des images droites il faut recourir à des tâtonnements, c'est-à-dire à des expédients.

Pour surmonter « les obstacles que présente la langue à l'introduction du laryngoscope, M. Turck a imaginé ce qu'il appelle un *pince-langue*. « Cet instrument, *en forme de tenailles*, dit-il, est destiné à saisir avec ses deux feuilles l'extrémité de la langue et une partie du corps même de la langue. » L'idée de fixer la langue au moyen d'un instrument est bonne en elle-même, mais l'instrument en question ne nous paraît pas aussi heureux. Que l'on se représente une paire de ciseaux dont les moitiés tranchantes aplaties s'appliqueraient l'une sur l'autre pour maintenir la langue comme dans un étau, et dont les moitiés digitales se réuniraient à angle droit avec les précédentes, tel est, à peu de chose près, le *pince-langue* de M. Turck. Nous ne devons pas oublier de dire que la feuille inférieure qui doit se mettre en contact avec la face inférieure de la langue est bifurquée pour recevoir le filet. Cet instrument pourra trouver son emploi dans certaines circonstances. Nous conseillons à notre confrère de Vienne de le transformer, s'il tient à le faire adopter dans la pratique médicale.

A propos des obstacles qu'apportent à la laryngoscopie les diverses parties du gosier, M. Turck insiste plus particulièrement sur l'irritabilité fréquente de ces parties. Son pince-langue, dit-il, lui rend souvent de bons services.

Parmi les circonstances qui rendent l'investigation difficile, il faut mentionner l'hypertrophie des amygdales. Dans ces circonstances, M. Turck se sert de miroirs de petite dimension comme nous. Chez un sujet, il a pu obtenir, dit-il, un écartement permanent de ces organes en le faisant rire pendant l'examen. Il recommande surtout au médecin de surveiller continuellement son malade s'il veut éviter les insuccès. Sa respiration, sa langue, son arrière-bouche, la position de sa tête, celle du miroir laryngien, l'éclairage sont, en effet, autant de circonstances qui rendront l'exploration plus ou moins heureuse.

Dans un second paragraphe intitulé: *mode spécial d'application à chaque cas particulier*, l'auteur passe en revue l'éclairage et l'examen de la base de la langue, de la face antérieure de l'épiglotte, etc. « L'épiglotte est assez fréquemment, dit-il, plus rapprochée qu'à l'ordinaire du dos de la langue; son bord supérieur libre se replie surtout au milieu. En pareille circonstance, la portion de l'épiglotte qui est la plus éloignée du dos de la langue ne s'élève pas, même pour une sortie et un aplatissement très marqué de la langue. » M. Turck parvient à éloigner l'épiglotte du dos de la langue, en déplaçant l'os hyoïde en arrière et en haut. «Avant d'avoir imaginé ce mode de procéder, j'ai obtenu, ajoute-t-il, la vue de ces parties en engageant le malade à murmurer la voyelle I, en sifflant, en ayant soin de s'arrêter au moment de l'émettre, en même temps qu'il fait sortir la langue et qu'il fait des efforts concentriques des parois abdominales analogues à ceux que l'on fait pour la déposition des matières fécales, etc. »

Nous parvenons assez bien, quant à nous, à obtenir l'éloignement de l'épiglotte de la base de la langue, en fixant celle-ci au dehors. Au lieu de repousser l'os hyoïde en arrière et en haut, nous faisons exécuter à la mâchoire inférieure un mouvement horizontal d'arrière en avant des plus avantageux pour agrandir l'espace bucco-pharyngien et pour éclairer l'angle glotto-épiglottique et toutes les autres parties du larynx. M. Turck conseille d'introduire le plus avant possible dans le pharynx le miroir laryngien pour l'éclairage de l'angle antérieur de la glotte dans les cas difficiles. Le miroir se trouve alors dans une position qui se rapproche de la verticale, ainsi que nous l'avons démontré en nous occupant de la *marche des rayons lumineux*. Nous observerons, en passant, que les laryngoscopes dont l'angle d'ouverture est de 120° ne sont pas propres à cet éclairage; cet angle doit être porté à 140° ou 150°.

« L'exploration de la glotte, dit M Turck, est quelquefois entravée par une altération particulière de l'épiglotte qui est en même temps plus inclinée en arrière qu'à l'ordinaire; cette altération consiste en un rétrécissement que l'épiglotte subit latéralement des deux côtés, et qui est tel que l'épiglotte ressemble alors à un oméga ou à une petite trompe rétrécie. En pareil cas, on peut voir les cordes vocales, mais incomplétement et seulement l'une après l'autre. »

Cet état de l'épiglotte, que nous avons très bien signalé dans notre Cours, n'est pas une altération ; c'est une forme naturelle assez fréquente, qui apporte, en effet, des difficultés dans l'exploration de l'appareil de la voix.

L'auteur passe ensuite à l'examen de la trachée au moyen du laryngoscope. De même que MM. les docteurs Elfinger, Semeleder, Storck, il a vu la bifurcation trachéale; il a vu de plus *la face antérieure de la paroi postérieure de la trachée jusqu'à la naissance des bronches.*

Nous n'avons pas encore été aussi heureux que nos confrères de l'Allemagne. Il est vrai que nous n'avons pas fait de recherches spéciales à cet égard. Nous n'avons vu dans cette exploration de la bifurcation de la trachée qu'un intérêt très secondaire. Nous n'en dirons pas autant de celle des parois du conduit aérien.

« Pour l'exploration de la paroi postérieure de la trachée, il faut, dit M. Turck, donner au miroir une direction un peu plus horizontale. A la paroi postérieure de la trachée, il y a absence de cartilages circulaires. Au moyen de légers mouvements latéraux et d'une position un peu moins horizontale du miroir, on parvient à voir les cartilages circulaires de la trachée sur ses parois latérales et sur sa paroi antérieure. J'ai pu en outre, par ce procédé, voir plusieurs fois les six *premiers cartilages circulaires des bronches, et même plus*, j'ai réussi à explorer ainsi *la bronche droite toute entière.* » Il est fâcheux que M. Turck se soit arrêté en si beau chemin. Nous sommes persuadé qu'il aurait vu , en continuant son exploration, tout ce qu'il aurait voulu! Nous ne devons pas oublier que l'emploi du pince-langue a, du reste, fréquemment donné à *l'auteur* des résultats *essentiellement favorables.*

Quoi qu'il en soit, nous avons pu examiner nous-même comme M. Turck, toute la paroi pharyngienne postérieure, la face postérieure interne du larynx et une partie des faces latérales et postérieures de la trachée. Mais dans tout ceci, il faut une grande habitude des instruments et de l'éclairage, une grande soumission de la part des organes explorés.

M. Turck termine le chapitre III par la description de certains déplacements qu'il imprime à l'os hyoïde et au cartilage thyroïde au moment de l'examen laryngoscopique, et par quelques considérations fonctionnelles et pathologiques qui trouveront leur place ailleurs.

Dans le chapitre IV M. Turck s'attache d'une manière toute spéciale à faire connaître à ses lecteurs les modifications qu'il a fait subir au grand ophthalmoscope de Ruete, c'est-à-dire au réflecteur de M. Czermak. Ces modifications ont consisté à donner pour support au miroir réflecteur un mécanisme isolé de l'observateur et qui permît à celui-ci de déplacer à volonté l'instrument. Cet appareil, s'articulant comme le bras, est bon dans un cabinet de médecin. Sa complication ne permet pas d'en faire un instrument pratique, c'est-à-dire de tous les instants, de toute localité et à la portée de tout le monde. Qu'on se représente donc le réflecteur à centre non étamé, fixé à l'extrémité d'une longue tige susceptible de s'allonger, de se plier et de s'adapter au moyen d'un étau à agrafes, sur un trépied, sur le dossier d'une chaise, sur une table, etc., tel est l'instrument proposé par l'auteur. « Cet appareil, ajoute-t-il, quoique plus coûteux et moins portatif que ceux de Czermak et de Semeleder, » ne nous a pas convaincu de la préférence que l'auteur lui accorde. Les quelques avantages qu'il peut avoir ne compensent pas suffisamment ses inconvénients.

Le chapitre V ne nous offre rien d'intéressant à citer.

Le chapitre VI consacré à l'éclairage du laryngoscope au moyen de la lumière solaire, a perdu beaucoup de son importance depuis que M. Czermak a utilisé la lumière artificielle dans le même but. Aussi n'avons nous pas bien compris pourquoi la presse médicale s'est approprié ce chapitre pour donner une idée de la brochure de l'auteur. Il est vrai qu'il renferme une assez jolie gravure, représentant un malade qui, armé du pince-langue, se soumet à l'éclairage solaire, et cache ses yeux avec sa main gauche.

Dans le § I du chapitre VII, M. Turck décrit la loupe-lunette qu'il a ajoutée à son appareil réflecteur (Voy. chapitre IV). C'est ce qu'il appelle un appareil grossissant. Cette loupe-lunette grossissante se place derrière le trou central du miroir réflecteur, au moyen d'une tige à gaîne qui se fixe plus ou moins bas sur celle de l'appareil. L'idée de grossir l'image des parties éclairées est d'une utilité certaine, ainsi que le prouve notre pharyngoscope grossissant. Seulement elle vient ajouter ici une complication à un appareil qui est déjà peu pratique sous tous les rapports.

Dans le § II de ce même chapitre, M. Turck fait connaître les recherches auxquelles il s'est livré avec M. le docteur Wertheim pour instituer des laryngoscopes concaves ou grossissants. Ces recherches n'ont produit aucun résultat satisfaisant. Nous espérons présenter aux Académies des laryngoscopes grossissants, fondés sur un principe différent de celui de nos confrères d'Allemagne, et nous avons déjà la certitude que nous arriverons à un résultat tout autre.

Dans le chapitre VIII, notre savant confrère de Vienne donne la description d'un appareil destiné à maintenir le laryngoscope dans une position déterminée. C'est un étau à genouillière, assez lourd, peu facile à manier. Néanmoins, pour les médecins spécialistes, il peut y avoir une certaine utilité à fixer le laryngoscope dans des circonstances déterminées.

Dans le chapitre IX l'auteur donne la description d'un petit tube à tige et à deux échancrures opposées l'une à l'autre. Il a, dit-il, imaginé cet instrument comme perfectionnement de la canule trachéale du docteur Neudœrfer.

Nous avons décrit nous-même cette canule au chapitre V de notre Cours.

Enfin un dernier chapitre est consacré à la description et aux avantages d'un instrument destiné à faciliter l'éclairage de l'arrière-cavité des fosses nasales. Cet instrument, auquel l'auteur donne le nom de *pince luette* est formé comme le pince-pierre de Hunter, modifié par M. Civiale. Il consiste en une tige dont une extrémité est divisée en deux branches élargies au bout pour saisir la luette, et dont l'autre extrémité porte un anneau pour l'introduction du pouce. Une gaîne renferme cette tige et rapproche en glissant les deux branches jusqu'au contact.

Ce n'est pas chose facile que de fixer la luette. Non-seulement elle ne permet presque pas qu'on s'approche d'elle, mais elle s'échappe très-bien encore lorsqu'on croit en être le maître; elle est au médecin ce que l'anguille est au pêcheur.

M. Turck, lorsqu'il a le bonheur de la saisir avec son instrument, ne lâche pas facilement sa proie. « S'il se manifeste chez le malade des vomituritions, et s'il apparaît, dit-il, une certaine inquiétude, on ne doit pas relâcher tout de suite la luette ; en effet, à force de « *persévérance et d'exhortations, on parvient à calmer le malade.* » M. Turck ne se contente pas seulement de fixer la luette, il trouve encore nécessaire de faire subir une certaine torsion à cet organe si susceptible. « Pour que la vue puisse, dit l'auteur, pénétrer ensuite librement jusqu'au pharynx, on imprime un léger mouvement de rotation à l'instrument et l'on fait passer ainsi les plans des lames dans une position horizontale. »

La Méthode pratique de laryngoscopie de notre confrère de Vienne est, en somme, une bonne fortune pour nous. Il nous a été agréable de la connaître et de l'apprécier, surtout au point de vue pratique.

Avant de quitter notre savant confrère, nous nous permettrons de lui témoigner nos regrets d'avoir renoncé à la publication qu'il nous avait promise sous le titre de : *Recherches cliniques sur les maladies du larynx* (page 6). Si nous sommes bien informé, cette traduction ne paraîtra pas de si tôt. Cela ne nous empêchera pas de nous occuper, quant à nous, de ce sujet avec toute l'attention qu'il mérite.

TABLE DES MATIÈRES.

Paris. — Imp. de Moquet, rue des Fossés-Saint-Jacques, n° 11.

www.ingramcontent.com/pod-product-compliance
Lightning Source LLC
Chambersburg PA
CBHW071106210326
41519CB00020B/6182